只需1分鐘的超簡單
「肌活」就能擁有
不再發癢的粉嫩肌膚！

邁向最棒的人生！

與身體的疼痛相同，皮膚癢同樣能左右人生的命運。消除搔癢能夠提升專注力，並使心靈更加安穩，讓你在工作、念書時拿出更好的表現。

化妝、游泳、穿著打扮、念書、結婚……等等

從此以後不再煩惱！你的皮膚癢一定能獲得改善！

搔癢過於煩人，令許多想做的事都沒能做成，不過，現在終於實現夢想成為一名醫師了！

異位性皮膚炎讓我的生活倍感辛苦，可是現在我結了婚也有了小孩，每天都幸福無比！

截至目前為止，我已看過許多嘗試各種治療卻未能獲得改善的患者，他們變得不信任現代醫療與醫生。對他們而言，皮膚的煩惱是「人生中最沉重的包袱」。所以，第一次來到

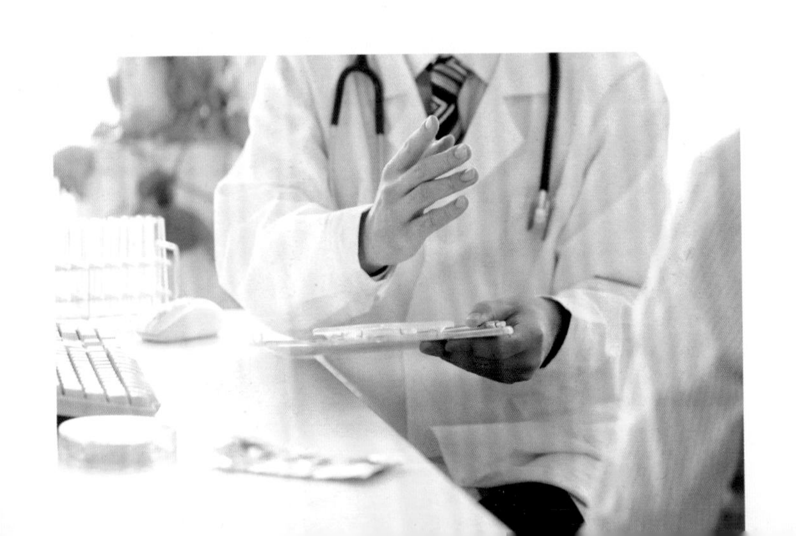

我們診所的患者看起來總是鬱鬱寡歡，不安的焦慮心情無處藏，憂愁地推開診間的門。

「我都已經對抗將近20年了，怎麼敢奢望能享受人生。現在全身上下滿目瘡痍，每天光是要從床上爬起來，都令我痛苦不堪。」

即使是這麼說的異位性皮膚炎患者，**在經過適當的治療與強化肌膚的「1分鐘肌活」後，也獲得了改善**。我親眼見證許多患者最終不再受搔癢所苦，能專心投入到興趣、念書、工作及戀愛中，度過充實、自信的每一天。

「遇見豐田醫生後我才第一次知道，原來搔癢是能消除的！」像這樣來自患者的感謝信，是我最珍貴的寶物。

我可以向各位保證。

你的肌膚一定能獲得改善！

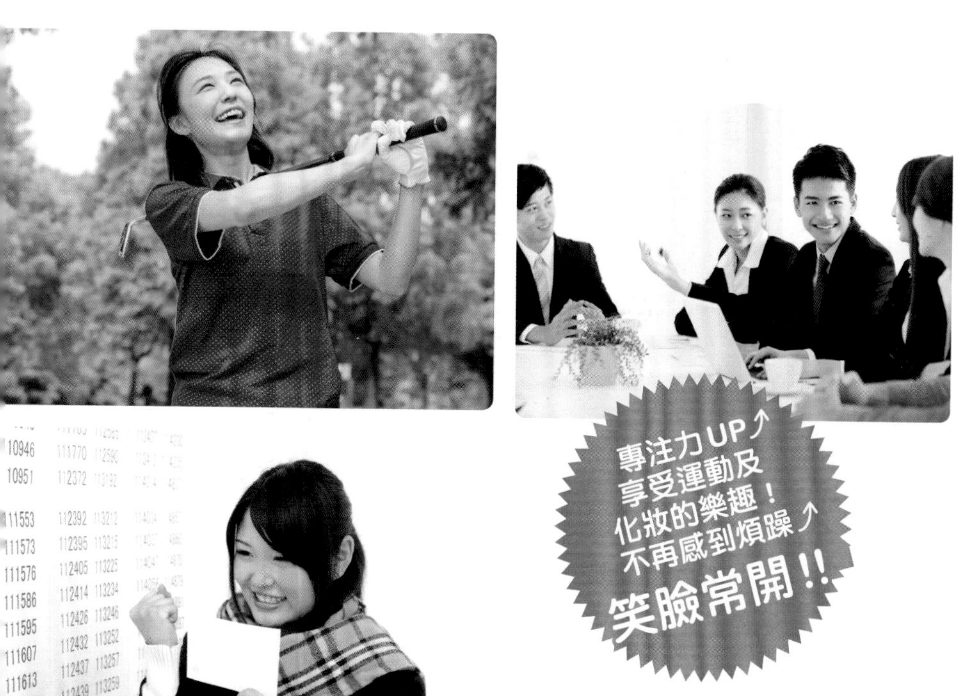

患者與醫生彼此信任、攜手合作，治療才能順利！

我在這30多年的時間裡都醉心於皮膚病的診治，並在國內外的研究及看診中傾注了所有的心血。**除了是日本少數持續研究「搔癢治療」的專家，我的研究成果也很榮幸地得到肯定，※3次獲頒國際皮膚科學會的世界首獎。**

我並不是想自賣自誇，不過為了讓許多未能獲得妥善治療、長期遭受病痛折磨的人也能生起一絲希望及興趣，我就簡單闡述一下我的經歷。

由於我每年都要為將近3萬名皮膚病患者看診，因此我幾乎一眼就能看出患者的皮膚狀態。即便如此，我還是會進行問診，希望能從患者本人的口中聽到對皮膚的煩惱。

關於過去使用過的藥物及化妝品、對治療的不安與不信任、現在的洗臉方式或入浴時間、常穿的衣服材質、過敏情形，然後是「化妝」或「好好讀書」等想要實現的夢想與願望……聽到這裡，我才能看到患者真正想追求的治療目標。

例如：某位希望能下水游泳的患者，他不只是想根除搔癢，**還希望能擁有「即使浸泡在含氯的泳池中也不會出問題的強健肌膚」，這才是他所追求的目標**。

只有像這樣與患者朝向同一個目標努力，才終於能站上治療的起點。想要治好皮膚癢，醫師需要相信患者會確實執行，並建立適當的治療計畫。同時，患者也必須相信醫師並依照指示塗抹藥膏，每天盡力保濕。

是的，醫生與患者間是否能建立起信賴關係，才是成功治療的關鍵。我認為醫師絕不該忽視患者的心情，或對患者的真正需求視而不見。

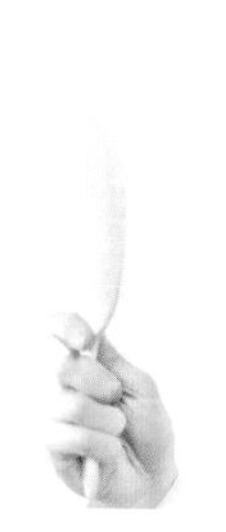
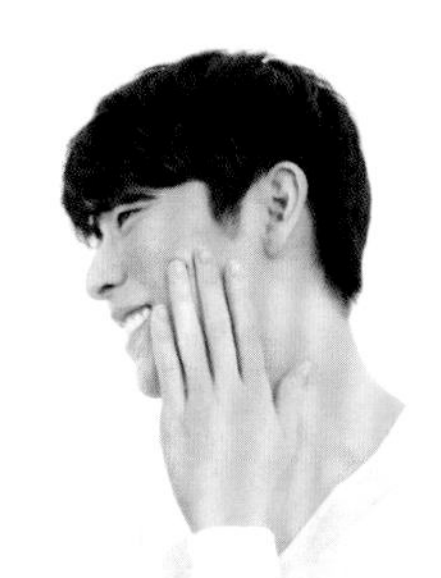
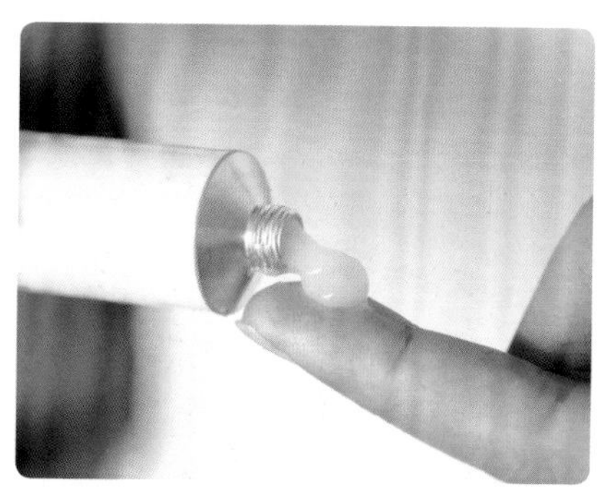

※ 1996年　美國華盛頓DC 第57次研究皮膚科學會年度總會 Best Presentation Award
2002年　法國巴黎 第20次國際皮膚科學會 Best Presentation & Abstract Prize
2004年　美國邁阿密 第4次國際研究皮膚科學會 Best Presentation Award

對刻苦的努力說再見！

只要養成舒適又輕鬆的護膚習慣就好！

令人意外地，其實有很多人每天都在不知不覺間，做出不少傷害肌膚的行為。

肌膚狀態除了運用藥物及醫療儀器進行治療外，很多時候只要改變洗臉方式，或是穿著的衣物材質就能獲得大幅度的改善。

找出對肌膚不好的行為並加以調整，便能擁有強健的肌膚，從今天開始就養成**「1分鐘肌活」**的習慣吧！

在本書中，我將介紹強化肌膚的秘訣，這些關鍵重點與我在診所告訴患者們的完全相同，任何人都能立即實踐。

我深切地期盼各位都能擁有健康的肌膚，並且開創出光輝的精彩人生。

醫學博士
URUOI皮膚科診所院長
豐田 雅彥

你是否有這些不小心傷害肌膚的習慣呢？

- ☑ 喜歡泡澡10分鐘以上
- ☑ 沖澡的溫度設定在41℃以上
- ☑ 運動時盡量避免流汗
- ☑ 每天用沐浴乳或肥皂洗身體2次以上
- ☑ 不常在臉部或身體上擦保濕劑
- ☑ 限制飲食量或食材種類，長時間進行減重
- ☑ 有時候一整天都沒洗臉
- ☑ 不擦防曬乳，或只在夏天使用
- ☑ 不依據醫師指示使用處方藥
- ☑ 使用在藥局自行購買的藥品
- ☑ 穿著化學纖維製的內衣褲睡覺

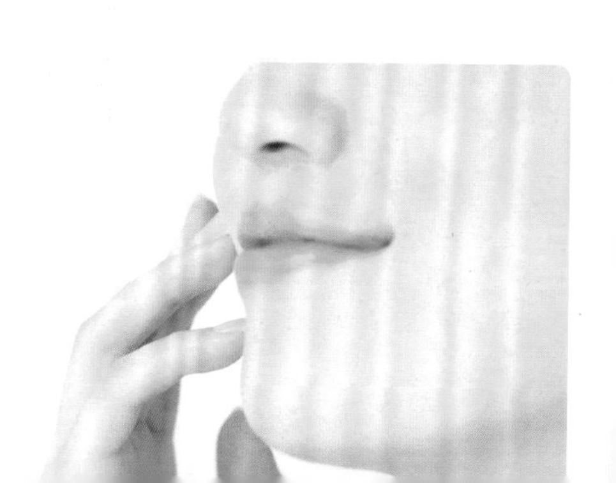

CONTENTS

第3章 大幅緩解異位性皮膚炎的最佳療法

第4章 不用再受搔癢之苦，享受充實人生的方法

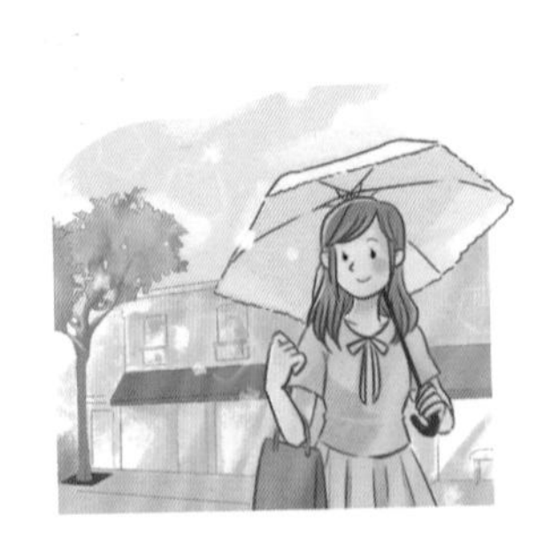

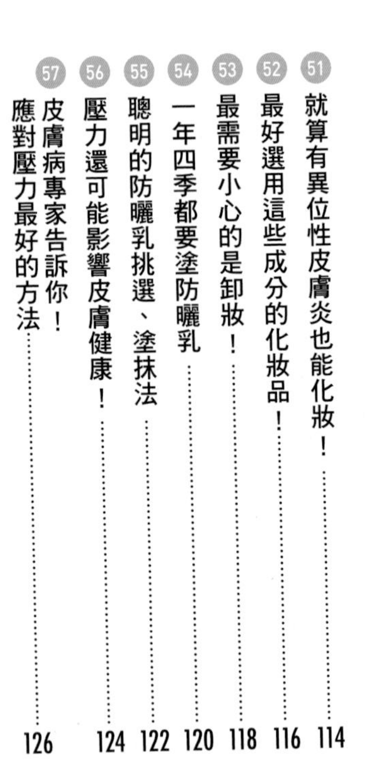

第1章

世界第一的皮膚科醫師教你正確的搔癢應對法

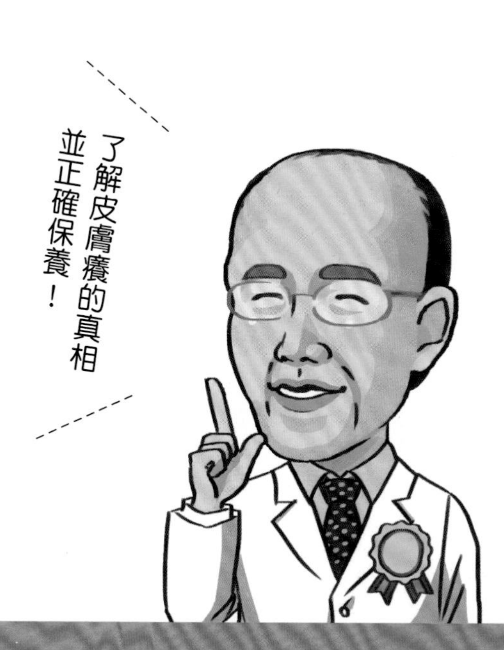

你的肌膚為何發癢？都是因為這些複雜的機制

把指甲剪短，盡力減輕對肌膚的傷害

為什麼我們的皮膚會癢？其實，皮膚的發癢機制相當複雜，往往是由多種原因複合而成的。在這之中，扮演關鍵角色的是肥大細胞（免疫細胞的一種）所釋放出的「組織胺」。**肥大細胞一旦感測到皮膚的異常，或是皮膚受到刺激、有異物侵入體內，就會釋放出組織胺將搔癢感傳至腦部**。若因此搔抓患部的話，就會造成新的刺激，進一步釋放出更多的組織胺，加劇搔癢的感覺。

此外，在傳遞搔癢感至腦部的過程中，有時候會發生訊息回流至神經的現象，這麼一來神經末梢就會釋放出一種名為「P物質」的神經傳導物質，此物質會再次刺激肥大細胞，提高組織胺的釋放量並繼續加強搔癢感。搔抓皮膚也會使感測搔癢的神經延伸到接近皮膚表面的地方，讓皮膚對癢變得更加敏感。

想要止癢的話，最正確的做法是「不要抓癢」，但這實在不切實際，還可能演變成精神壓力，因此我絕不會說：「不可以抓」。為了盡量避免皮膚受傷，可以把指甲剪短或採取其他對策來保護皮膚。

越抓越癢變成惡性循環！

（癢抓循環）

現在知道的各種原因
都可能令患部越抓越癢

軸突反射

P物質

抓癢

搔癢感

皮膚受傷

分泌組織胺

肥大細胞脫顆粒作用

釋放細胞激素

- 皮膚炎惡化
- 更容易受到刺激

- 引起發炎
- 保護功能下降

而且

抓癢後，引發搔癢感的感覺神經會伸長

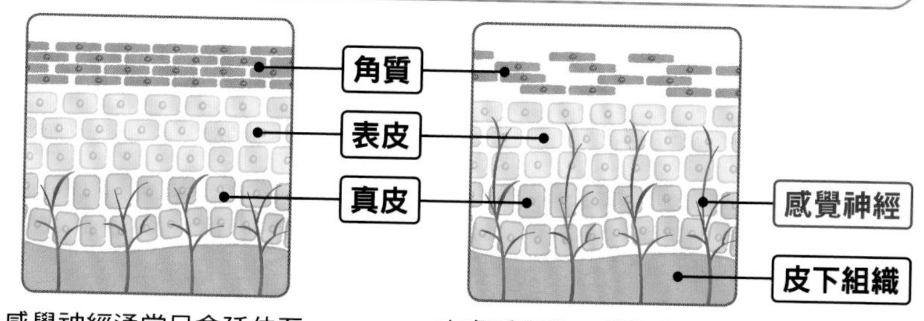

感覺神經通常只會延伸至真皮及表皮的交界處。

皮膚受傷後，腦部為了追查其原因會將感覺神經延伸至表皮內部，使皮膚對癢變得更加敏感。

發癢時最正確的處理方式是「冰敷」

使用保冷劑或冰涼的毛巾就OK了！

雖然皮膚癢起來的時候最好是前往皮膚科看診，但在工作中或深夜時卻很難這麼做。**因此，我最推薦的處理方式是冰敷患部。**先用乾淨的紗布或手帕包住保冷劑或冰塊，再貼在發癢的部位即可。如果沒有保冷劑或冰塊，使用沾濕後擰乾的毛巾或冰涼的寶特瓶代替也可以。冷卻患部除了能使血管收縮，減緩神經的傳導速度，還能抑制引發搔癢感的肥大細胞及組織胺的機能。

社群網站上常見到一些如「蚊蟲叮咬後熱敷就不會癢了」之類的說法，然而這些方法其實都沒有醫學證據，無論是哪一種癢都應該以冰敷為主。

但有時候會發生保冷劑或冰塊貼著皮膚太久後，因為溫度回升使血管急速擴張，反而放大癢感的情況。**因此，冰敷時間以5～10分鐘為佳。**需注意，如果直接讓保冷劑或冰塊貼著皮膚，可能會凍傷皮膚及皮下組織。另外，退熱貼片只是依靠薄荷醇的效果讓人感覺到冰涼，並沒有實質上的降溫效果。

最後，冰敷只是止癢的應急措施，之後還是要盡快去皮膚科看診才能真正止癢。

皮膚癢的正確應急措施

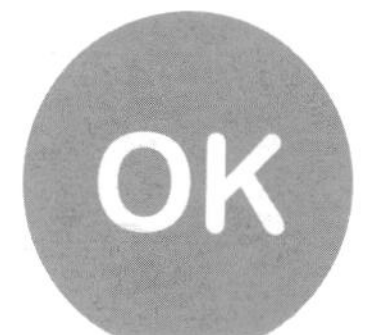

- 用紗布或手帕包住保冷劑或冰塊，再冰敷在患部上5～10分鐘。
- 只要不是接連不斷地冰敷，冰敷幾次都沒關係。

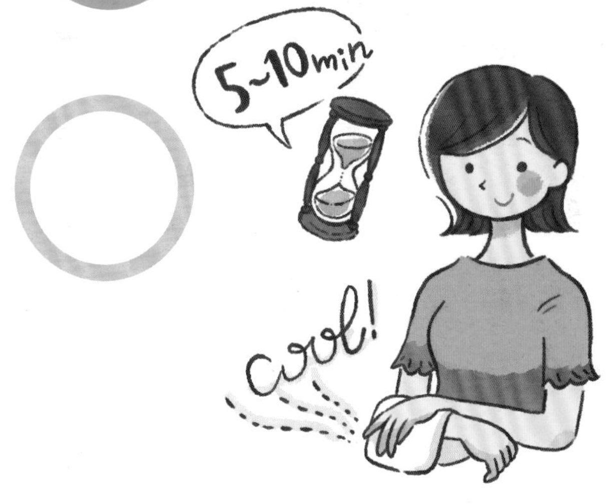

NG

- 將保冷劑直接貼在肌膚上
- 冰敷超過10分鐘以上
- 溫熱患部

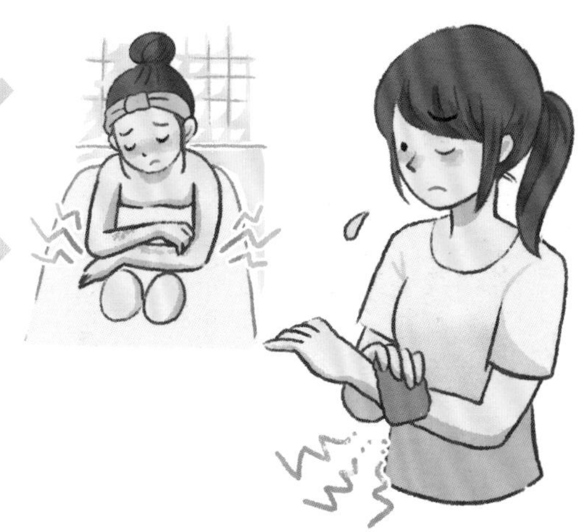

自行判斷皮膚癢的原因只會讓肌膚狀況更加惡化！

之所以要請專業皮膚科醫師診斷的理由

想要止癢，就必須找出發癢的原因，然而引起搔癢的原因可說千奇百怪，有些甚至讓人難以置信。

除了汗疹、蚊蟲叮咬、化妝品或清潔劑引起的接觸性皮膚炎外，有些發癢原因竟是外行人自行判斷後擦藥引起的。常聽到的「過敏引起的癢」，包含：食物、金屬、花粉、氣溫、光、黴菌、化學物等過敏原。有些皮膚癢甚至源自肝病或糖尿病等內臟疾病。

有時候即使皮膚上的症狀完全相同，但因個人體質上的差異而使發癢原因大相逕庭。找出皮膚癢的成因其實頗為困難，就連皮膚科醫師都常有誤診的情況。

我個人在診斷時，會深究可能引起搔癢的所有原因。將懷疑是過敏原的物質貼在皮膚上48～72小時後，觀察皮膚狀態的貼膚測試、抓痕測試或細菌檢查等皮膚檢查都是重點項目，之外還會詢問患者的飲食喜好、洗澡溫度、生活習慣等大大小小的事，只有這麼做才能找出搔癢的真正原因。

而若能找出真正原因，就可說治療已經成功90％了。

各式各樣可能引起搔癢的原因

食品
- 青背魚（鯖魚、竹筴魚）
- 甲殼類（蝦、螃蟹）
- 蕎麥、竹筍
- 水果

金屬
- 手錶、裝飾品
- 硬幣、機械
- 牙齒填充物

化學物質
- 塗料、清潔劑
- 橡膠製品、化妝品

黴菌
- 念珠菌
- 白癬菌

花粉
- 柳杉、扁柏
- 豬草

環境
- 氣溫、濕度
- 光、摩擦（衣物材質）

內臟疾病
- 腎衰竭、糖尿病
- 肝功能障礙

害蟲
- 蜱蟎、跳蚤
- 蚊、虻

除了這些之外
還有很多種…
外行人難以
做出正確
診斷！

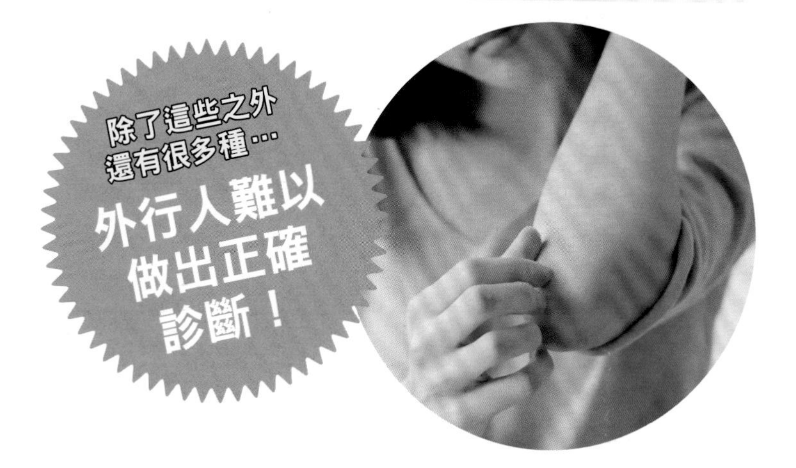

「總之先擦這個」的觀念最危險！

「因為擦了不對的藥而使症狀惡化」是很常見的情況

皮膚癢最可怕的一點是患者自行判斷原因。某位60多歲的男性在整理庭院時，手臂、脖子開始發癢，便自行擦了娥羅納英H軟膏。但搔癢不僅沒有就此停歇，還造成發炎紅腫，嚴重到就連泡澡都會感到刺痛。最後全身開始發炎，甚至癢到都睡不著，只好來診所看診。經過診斷後得知，搔癢的真正原因其實是「植物引起的接觸性皮膚炎」。

這位男性一開始擦的娥羅納英H軟膏是「消毒藥」，包裝中所附的說明書上也清楚寫著軟膏的用途。雖然這對割傷、擦傷有效，但對搔癢沒有任何效果，並不是皮膚的萬用藥。像這個案例就是典型的藥品誤用。

除了以上的例子外，還有悶熱引起的腳趾乾燥脫皮，卻擅自擦香港腳藥膏，結果導致接觸性皮膚炎。又或是拿家人的異位性皮膚炎處方藥來擦青春痘，最後反而更加惡化等等，像這類錯誤例子實在不勝枚舉。

在用藥上，有時候會因為自行判斷而招致難以預料的負面影響。如果感覺皮膚癢，請千萬不要自行判斷、隨便擦藥，最好去皮膚科診所接受專業醫師的診治。

絕對不要這麼做！外用藥的錯誤用法

1 使用開給家人或其他人的處方藥

處方藥都是為了特定患者當下的症狀所挑選的藥物。即使有著相同症狀，在其他人身上也不見得有效，有時甚至會造成症狀惡化。

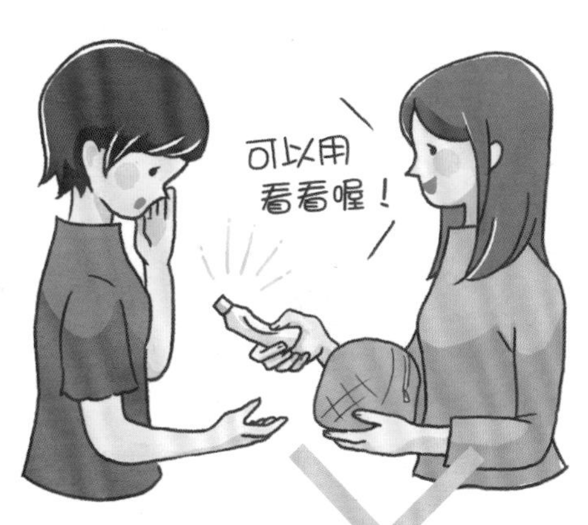

2 自行使用以前的處方藥

藥品有失去藥效或變質的可能性。

3 使用不同用途的藥品

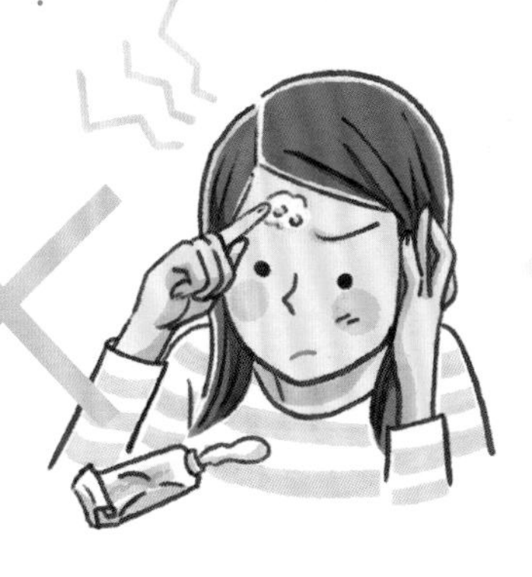

將藥品用在與原本用途不同的地方很容易造成症狀惡化！外行人自行判斷是大忌。

多數人都搞錯的過敏真相

就算沒有蟎蟲過敏還是會被蟎蟲叮咬！

明明與父母睡在同一個房間，但早上起床後卻只有小朋友身上出現一點一點的紅腫，所以帶著小朋友來看診。雖然我怎麼看都是蟎蟲叮咬的痕跡，不過小朋友的父母卻對我說「睡在一起的我們沒有被咬這太奇怪了。而且孩子以前做蟎蟲過敏檢測是陰性的」。

喜好高溫多濕的蟎也喜歡叮咬容易流汗且體溫高的人。年幼的小孩子正是這些蟎蟲的頂級大餐，這也可以理解為什麼小朋友總是比父母更容易被叮咬。此外，就算蟎蟲的過敏檢測是陰性，可是這跟被蟎蟲叮咬一點關係也沒有。過敏檢測主要測試的是當塵蟎的屍體或排泄物進入體內時，會不會出現過敏反應。另外，**會咬人的是熱帶鼠蟎或肉食蟎，任何人被咬到都會紅腫發炎**。

無論是哪一種，都可以藉由類固醇來進行治療。並需要打掃環境或曬棉被來驅離蟎蟲。即使皮膚癢的原因同樣都是蟎蟲，治療方式也都是類固醇，但有時候病名卻可能不一樣。請各位切勿草率地判斷「這一定是○○」，最好接受皮膚科醫師的診治，這才是治好皮膚癢的捷徑。

看診時一定要告訴醫生的事

皮膚科醫師會基於患者所提供的資訊來查明皮膚病的原因。以下的資訊有助於醫師順利進行診斷與治療，還請各位一定要告知。

- **診療前曾擦於患部的藥**
- **與看診目的無關，平時服用或塗抹的藥物**
- **使用的化妝品**
- **每天習慣吃的東西**
（包含保健食品及營養補充品）

其實造成過敏的物質在進入皮膚後，一開始並不會立刻引起過敏反應。皮膚細胞會花一星期左右的時間將物質認定為異物（敵人）；直到之後，當相同的物質再次進入皮膚時，身體才會啟動過敏反應。因此，反覆使用越多次的物品，越容易出現過敏反應。**這也是為什麼肌膚問題往往起因於長年使用的物品，而非最近才改用的化妝品或是剛開始服用的藥品。**

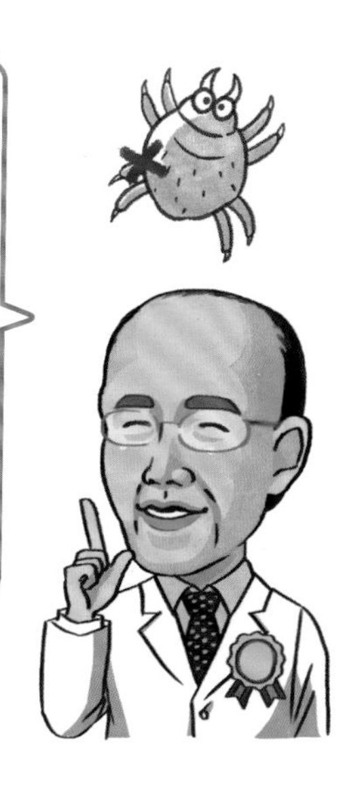

異位性皮膚炎

狀況時好時壞，會反覆發作的麻煩濕疹

異位性皮膚炎是種會反覆發作的皮膚病，除了出現伴隨搔癢感的濕疹外，症狀還會時好時壞。異位性皮膚炎的搔癢常常會擴散到全身，或是換一個部位繼續發癢。症狀時常在皮膚容易乾燥的冬天或流汗較多的夏天變得嚴重。隨著年齡增長，出現症狀的部位也會逐漸轉移。遺憾的是，目前並沒有方法可以完全治好異位性皮膚炎，但幸好有減輕症狀的新藥正在開發中，如：Delgocitinib外用藥、Dupilumab注射劑（參照P 110～112），或是Baricitinib內服藥及Nemolizumab注射劑（近年將獲批准，現為2021年2月）等等。因此，即使過去治療不順利的人也請不要放棄，未來一定有機會能獲得改善。

療程的終點就是將症狀抑制在最低限度，保持不會對日常生活造成影響的狀態。換句話說，就是維持症狀「緩解」的狀態。

現在最主要的治療方式是採用類固醇或他克莫司（Tacrolimus）軟膏等外用藥、抗過敏藥或環孢素（Ciclosporin）等內服藥，或以保濕為核心的「1分鐘肌活」，細節我將在第3章進行解說。

Profilling

異位性皮膚炎

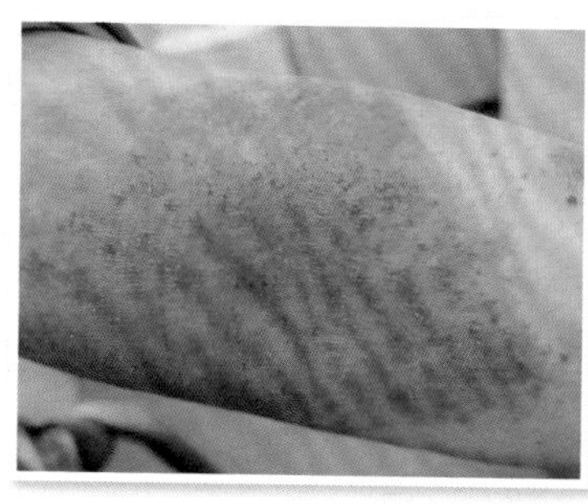

[症狀]

臉部、耳朵、頸部、腋下、手肘內側、膝蓋後側、大腿根部等處，出現伴隨強烈搔癢的濕疹。出現部位時常左右對稱。

[搔癢雷達圖]

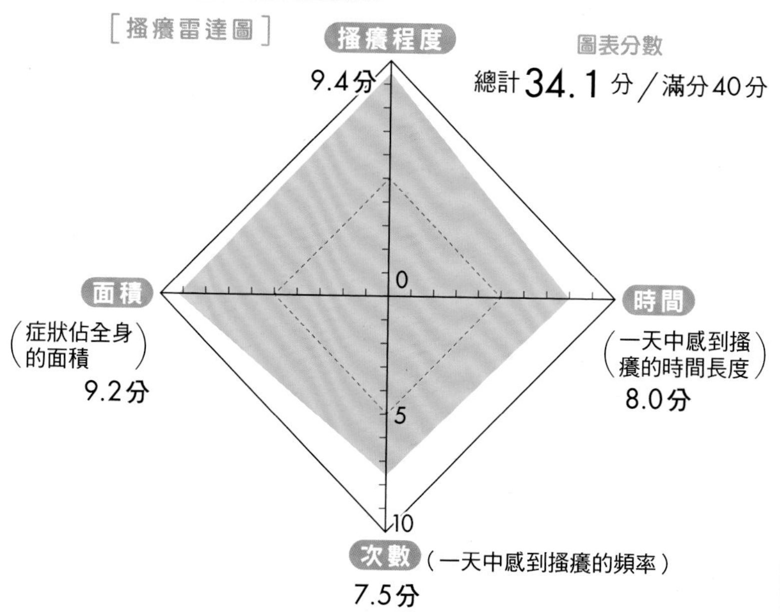

無論晝夜都能感受到全身持續不斷的強烈搔癢

[主要治療法]

外用藥 ・類固醇 ・他克莫司 ・Delgocitinib

內服藥 ・抗過敏藥 ・抗組織胺 ・環孢素 ・漢方藥 ・Baricitinib

注射劑 ・Dupilumab注射劑

蕁麻疹

任何人都可能因為食物、藥物及壓力而多次發作

當皮膚浮現紅色腫脹的皮疹時，最先懷疑的往往是蕁麻疹。一開始蕁麻疹可能只有像是蚊子叮的小包，但很快就會形成不規則的大片紅腫並擴散到全身。最大的特徵是會伴隨著極為強烈的搔癢感，然後在約數小時～24小時內漸漸消退。若搔癢、皮疹反覆出現持續1個月以上，則稱作慢性蕁麻疹。

各式各樣的原因都會造成蕁麻疹，最常見的是吃到蕎麥、甲殼類、水果或不新鮮的青背魚等引起的食物過敏。此外，吃藥、曬太陽、疲勞或壓力也常是引發蕁麻疹的原因。

由於蕁麻疹的癢是因肥大細胞釋出組織胺引起的，因此最常使用抗組織胺來治療。在**長蕁麻疹時若身體溫暖，則會因為血液循環變好而使皮疹變得更加嚴重，所以最好避免泡澡或讓身體過度溫暖**。此外，在蕁麻疹發作期間，若同時出現腹痛、**噁心、呼吸困難等呼吸道的症狀，則有可能是食物或藥物過敏引起的**※過敏性休克，此時還請依據專業皮膚科醫師的診斷進行處理。

※引發全身性的激烈過敏反應，且伴隨血壓降低、意識不清等症狀的狀態。

Profilling

蕁麻疹

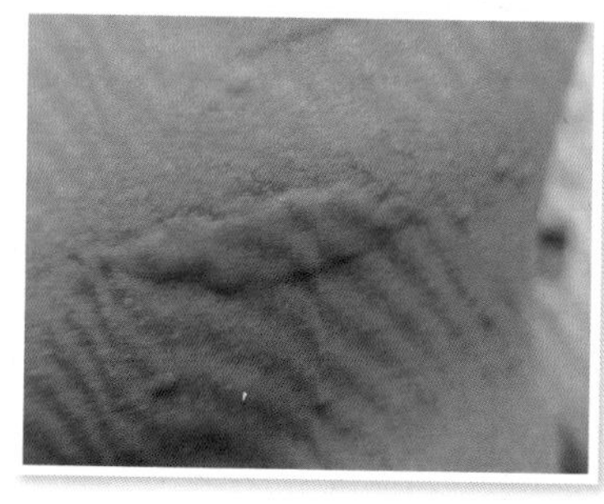

[症狀]

出現伴隨搔癢的紅腫，並在數小時～24小時內就完全消退。大小與形狀並不固定。症狀會反覆出現，如果經歷數次復發的為急性蕁麻疹，症狀持續1個月以上的則稱為慢性蕁麻疹。蕁麻疹還可進一步分為過敏性與非過敏性兩種類型。

[搔癢雷達圖]

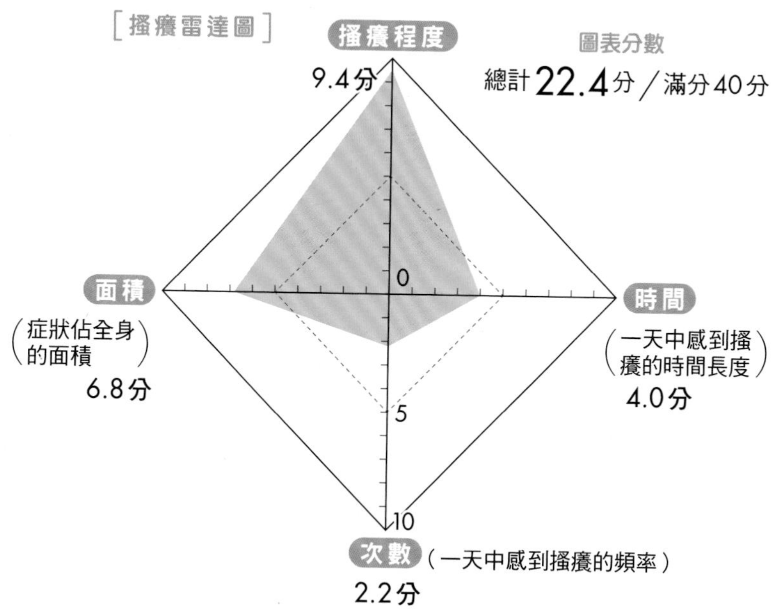

強烈的搔癢感會突然出現，然後在較短的時間內消退。
市售止癢藥並無療效

[主要治療法]

內服藥
- 抗組織胺
- 抗過敏藥
- 漢方藥

注射劑
- Omalizumab

小心過敏性休克

偶爾會出現氣管及腸道黏膜腫脹、呼吸困難、下痢、腹痛等症狀。若呼吸困難的情況嚴重，則必須立刻叫救護車

接觸性皮膚炎

內搭衣、染髮劑、耳環、清潔劑……都可能隨時引發皮膚炎

接觸性皮膚炎如字面所示，是肌膚碰觸到某物後出現搔癢、濕疹的皮膚病，可大致分為兩種：因清潔劑、肥皂或燈油等物質的刺激，任何人都可能發生的「刺激性接觸性皮膚炎」。第二種是有特定過敏症狀的人才會引起的「過敏性接觸性皮膚炎」，例如：碰觸到油漆、染髮劑，或是纖維、塑膠製品中的化學物質。

近年來最常見的是**能提高體感溫度的內搭衣**（**發熱衣**）**所引發的接觸性皮膚炎**。這類內搭衣的化學纖維不僅會令肌膚敏感的人容易患上接觸性皮膚炎，還會吸收身體蒸散的水分使肌膚變得乾燥，所以敏感肌（乾燥肌）的人往往會出現搔癢難耐的感覺。若穿上後感覺不舒服，就應該盡快脫下並為皮膚保濕；如果還是覺得很癢，就到皮膚科看診吧。

想找出接觸性皮膚炎的成因就必須進行貼膚測試。先將可能為過敏原的物質貼在背部或上臂48～72小時，待皮膚充分吸收後再花1個星期的時間多次觀察皮膚的反應。

只要了解原因，避開造成皮膚炎的物質，就可以預防症狀發生。

Profilling

接觸性皮膚炎

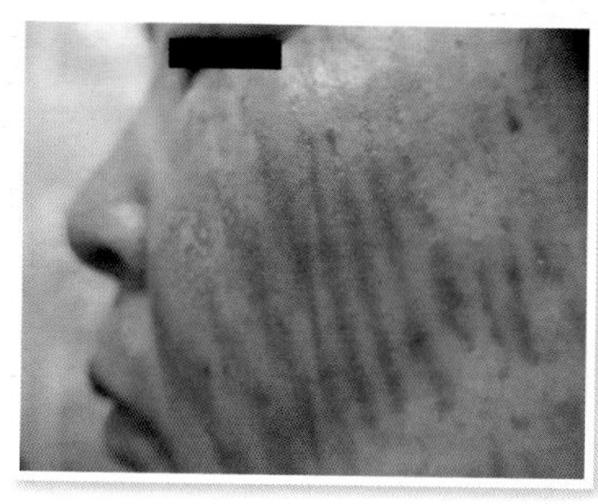

[症狀]

除了皮膚紅腫及發癢外，還有突起的紅色疹子，嚴重時還可能長出水泡。

[搔癢雷達圖]

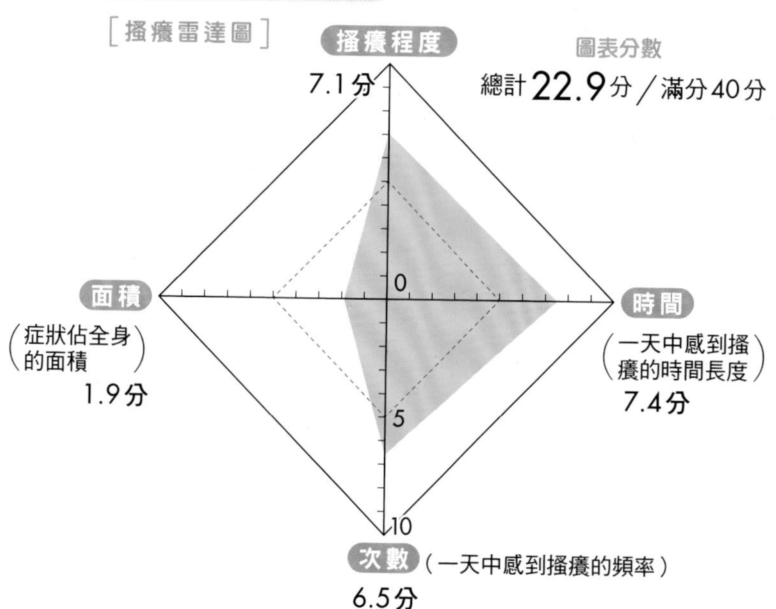

特徵是只有直接碰觸到過敏原的部位會產生局部搔癢

[主要治療法]

外用藥 ・類固醇

內服藥 ・抗組織胺

藉由貼膚測試能找出引發過敏性接觸性皮膚炎的原因

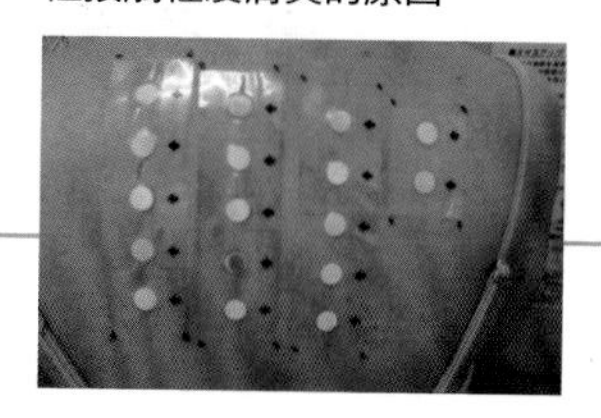

缺脂性濕疹

即使是年輕人，也會因為錯誤的生活習慣而得到缺脂性濕疹！

如果肌膚乾燥、龜裂並發癢、發痛，就有可能是皮脂缺乏症。皮脂缺乏症好發於手臂、大腿、小腿、側腹等皮脂分泌比較少的部位。當皮脂分泌減少，皮膚的保護功能下降時，就可能惡化成伴隨紅腫、水泡的缺脂性濕疹，症狀是光是碰觸到衣服就會覺得癢，甚至會在半夜癢醒。

皮脂缺乏症或缺脂性濕疹都是因為具皮膚保護功能的皮脂、神經醯胺及天然保濕因子（NMF）的分泌減少所致。雖然**主要理由是年齡增長**，但作息紊亂、空氣乾燥等因素也可能使飲食不正常，或是睡眠不足的年輕人得到皮脂缺乏症。此外，洗澡時用力搓洗、**房間太過乾燥、使用纖維較粗或刺激性較強的衣服或寢具等**，也可能是誘發的原因。許**多日常生活中的小習慣都可能影響皮脂的分泌**，因此，先從改變生活習慣做起，或許才是改善肌膚狀況的捷徑。

皮膚科醫生會開立滋養皮膚的保濕劑與抑制發炎的類固醇外用藥。若搔癢嚴重，則需要服用抗組織胺。

Profilling

缺脂性濕疹

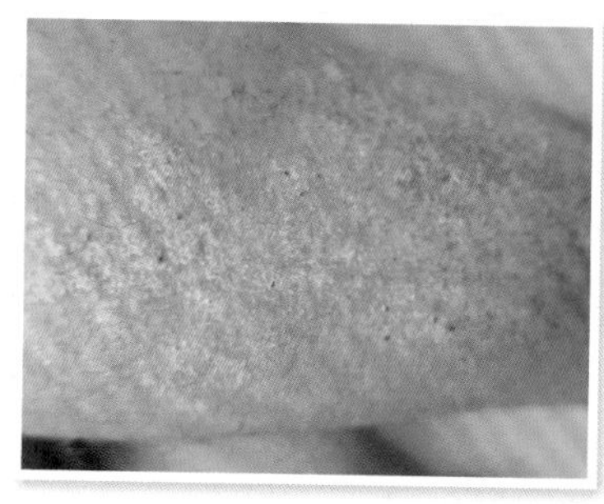

[症狀]

出現伴隨著搔癢的紅腫及水泡。好發於手臂、大腿、小腿、側腹等皮脂分泌較少的部位。

[搔癢雷達圖]

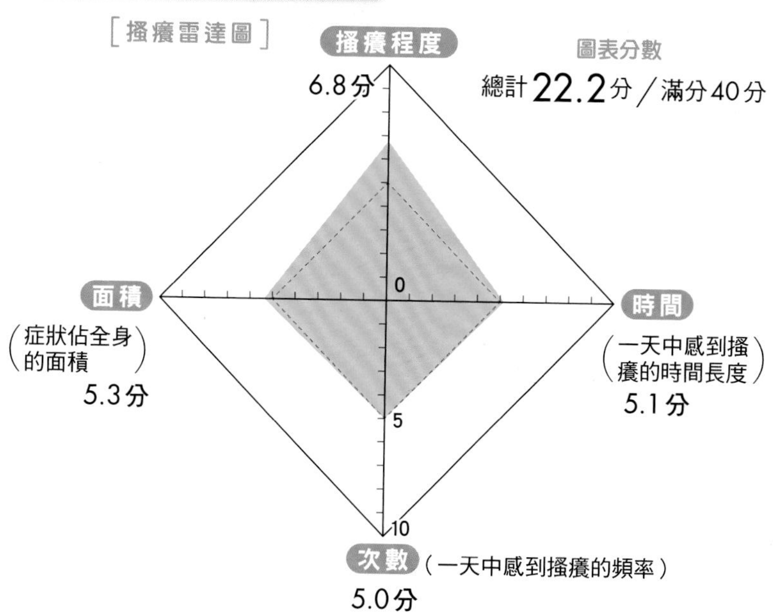

除了感覺到中等程度的搔癢外，有時還會因為皮膚龜裂而感到疼痛。

[主要治療法]

外用藥 ・類固醇
內服藥 ・抗組織胺
其　他 ・保濕劑

注意濕度管理

患有皮脂缺乏症或缺脂性濕疹的人應當利用加濕器，讓室內濕度盡量保持在65～75%。

尋常性乾癬

不會傳染的「乾癬」，其實是跟免疫系統有關的疾病

在日本約為40萬的患者，且近幾年有增加的趨勢，是種原因至今不明的皮膚病。好發於頭皮、背部、屁股及手肘，會產生隆起的紅色斑塊，並伴隨著銀白色的皮屑。

皮膚通常會在28～40天內更新成新的細胞，但乾癬患者的更新週期極短，約只有4～5天。這使得老廢角質以極快的速度堆疊在皮膚上，形成紅色的隆起；還會因為表皮細胞的過度增生而產生像是鱗片般的銀白色皮屑。

目前仍不清楚發病的詳細機制，但根據近年的研究顯示，**乾癬與免疫系統異常有很密切的關係**。

一般認為，如果體內產生過多的細胞激素，使身體處於容易發炎的狀態，就可能因一些外部因素（壓力、外傷、乾燥、刺激等）及內部因素（糖尿病、肥胖等）而引發乾癬。

雖然尚未有根治乾癬的方法，但治療方式已經相當多樣，有：外用療法、光照療法、口服療法、注射療法等等。想改善乾癬，最好還是向醫師諮詢詳細狀況，持續不懈地治療，並盡可能讓肌膚保持在最佳狀態。

Profilling

尋常性乾癬

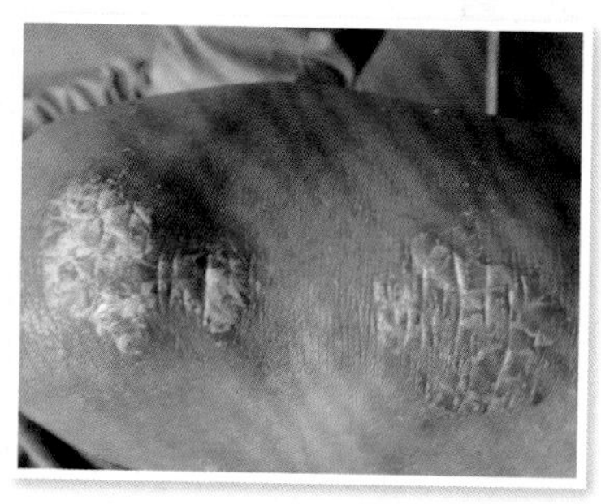

[症狀]

皮膚表面產生隆起的紅色斑塊，並伴隨有如鱗片般細碎且會剝落的白色皮屑。約50%的患者會同時產生搔癢。

[搔癢雷達圖]

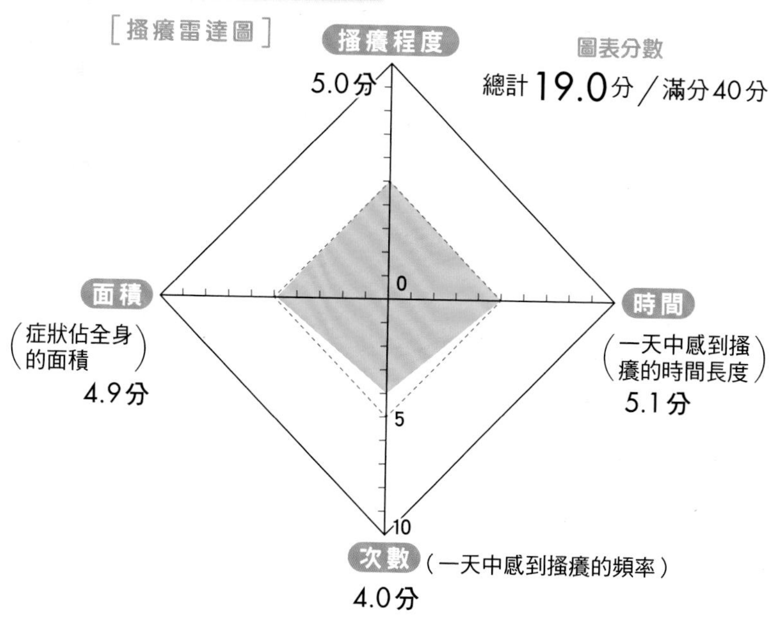

搔癢約中等程度，不過到底有多癢則因人而異。

[主要治療法]

外用藥 ・類固醇 ・維生素D3
內服藥 ・環孢素 ・維生素A誘導體
・阿普斯特（Apremilast）
光照療法 ・窄波UVB療法 ・PUVA療法
注射療法 ・生物製劑

蠕形蟎蟲症

由寄生在臉上的蠕形蟎所引起的紅色斑點。卸妝一定要仔細！

任何人的皮膚上都存在稱為蠕形蟎（又稱毛囊蟲）的寄生蟲。蠕形蟎平時無害，但有時會在毛孔深處的毛囊中大量繁殖，引起發炎。殘留在毛孔中的化妝品或不當使用類固醇外用藥（這些成分會轉化成蠕形蟎的食物），都是引起症狀的常見原因。為了避免蠕形蟎過度繁殖，**夜晚塗抹於臉上的藥物請務必在隔天早上用洗面乳洗乾淨。**

某位40多歲的女性花了半年時間，始終找不出引起紅斑的原因，直到來到本診所後才終於找出原因是出在蠕形蟎上。

Profilling

蠕形蟎蟲症

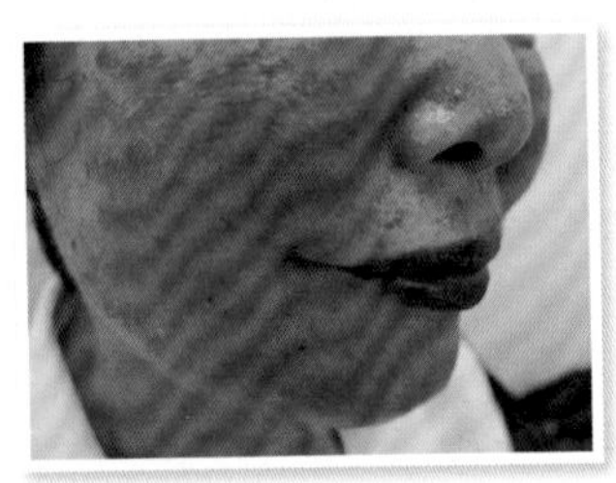

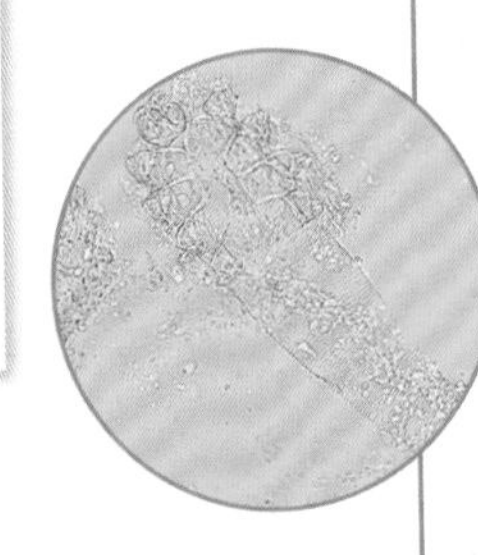

[症狀]

整個臉都可能出現細小的泛紅疹子、膿疱，且伴隨強烈的搔癢感及熱痛感。可透過顯微鏡來判別是否為蠕形蟎所引起的。雖然是痤瘡的一種，但症狀看起來完全不同，即使是皮膚科醫師也很難診斷出來。

攝影協力：聖瑪麗安娜醫科大學　右高潤子老師

第2章

搔癢及敏感肌都能得到改善的超強「1分鐘肌活」

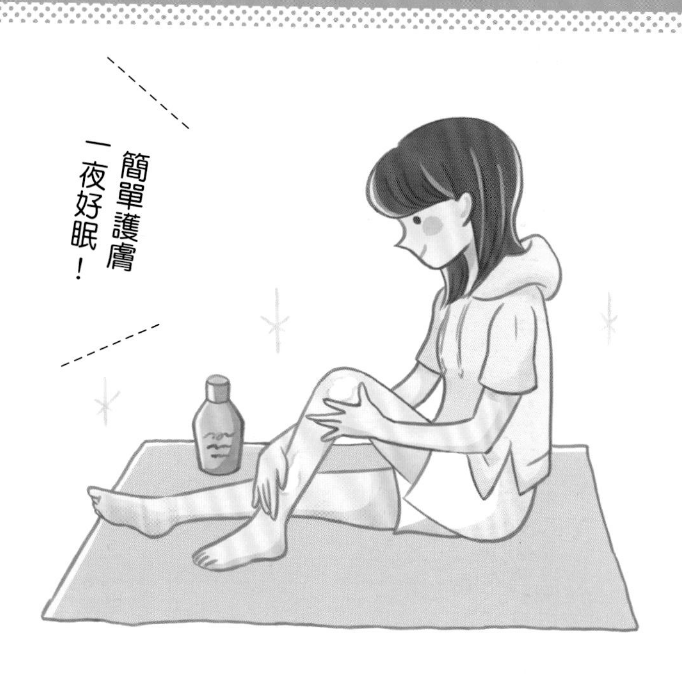

皮膚是人體最大的器官！妥善保養，好處多多！

如果沒有皮膚，任何人都活不下去

你知道你的身體有哪些器官嗎？心臟、肝臟、肺、胃、腸……其實皮膚也是器官之一。如果說身體內側的器官稱為「內臟」，那麼皮膚就是「外臟」了。

在所有內外臟中，最大的器官就是皮膚。若將整個皮膚攤開來，面積大約有1.6㎡，相當於1塊榻榻米的大小。此外，雖然皮膚的厚度會隨著年齡及部位有所差異，但平均約為2㎜，重量則大概是體重的16％。

皮膚主要有以下6個功能：

①保護功能（隔絕功能）
②分泌功能
③體溫調節功能
④儲存功能
⑤排泄功能
⑥知覺功能

由此可知，皮膚是個發揮多種作用、相當重要的器官。經過這樣的說明，各位是不是對皮膚稍有認識了呢？就如同我們透過休肝日來呵護肝臟，**呵護肌膚就是邁向肌活的第一步**。

皮膚的6項重要功能

1 保護功能（隔絕功能）

在防止細菌、微生物及病毒侵入體內的同時，也能鎖住體內的水分。

2 分泌功能

分泌皮脂及汗液。在避免皮膚乾燥及細菌繁殖上，皮脂扮演著重要角色。

3 體溫調節功能

身體覺得熱時會排汗，覺得冷時會收縮豎毛肌藉此來調節體溫。

4 儲存功能

在皮膚下方（皮下）儲存脂肪

5 排泄功能

透過汗腺排出汗液，將體內的老廢物質排出體外。

6 知覺功能

能獲取熱、冷、痛、癢等感覺。

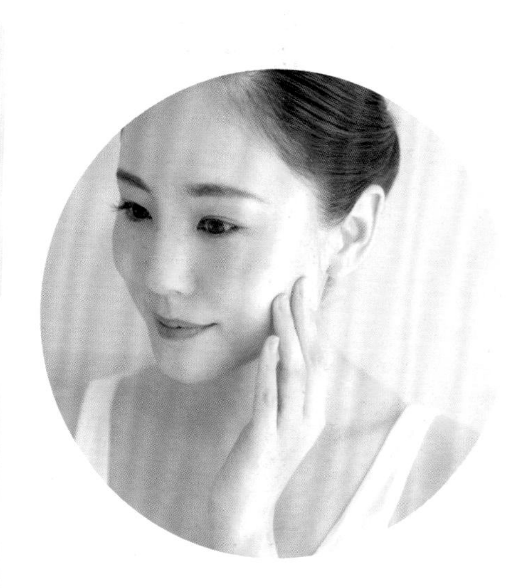

皮膚最重要的保護罩是「皮脂膜」及「角質層」

皮膚構造與保護功能的機制

皮膚從內到外分別為：皮下組織、真皮、表皮。最外側的表皮厚度僅0.2mm，還可再細分成基底層、棘狀層、顆粒層，及角質層4層結構。此外，在表皮的表面還覆蓋著一層皮脂膜。**這之中發揮保護功能****（參照P34）****的關鍵角色，就是皮脂膜及角質層。**

皮脂膜只是層由皮脂與汗液的混合物所形成的薄膜，洗澡時就會被沖洗掉。**當皮脂膜消失後，角質層的保護功能便會跟著衰退，除了皮膚內部的水分變得容易蒸散外，也讓細菌更容易侵入體內**，造成各種肌膚問題。

表皮最深處的基底層會不斷生成新的細胞，老舊細胞則被慢慢往上推，最後死亡，形成角質細胞。

角質層的角質細胞如同鱗片般層層堆疊，經過一段時間後便會成為皮屑從身上剝落。細胞像這樣從誕生到脫離身體的過程稱為新陳代謝。表皮的代謝週期隨部位及年齡而有所差異，20多歲時約是30天，隨著年齡增長漸漸變慢。

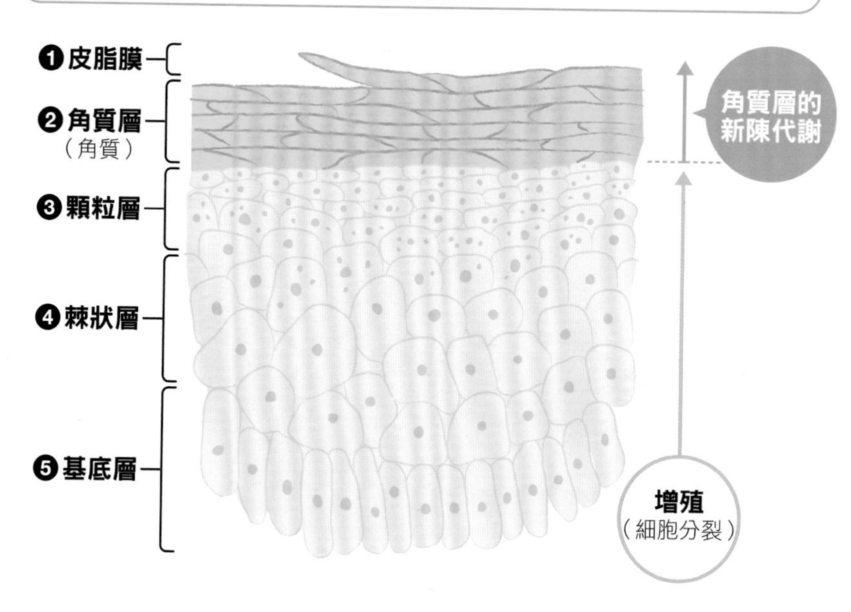

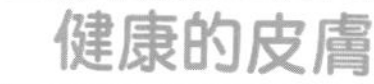

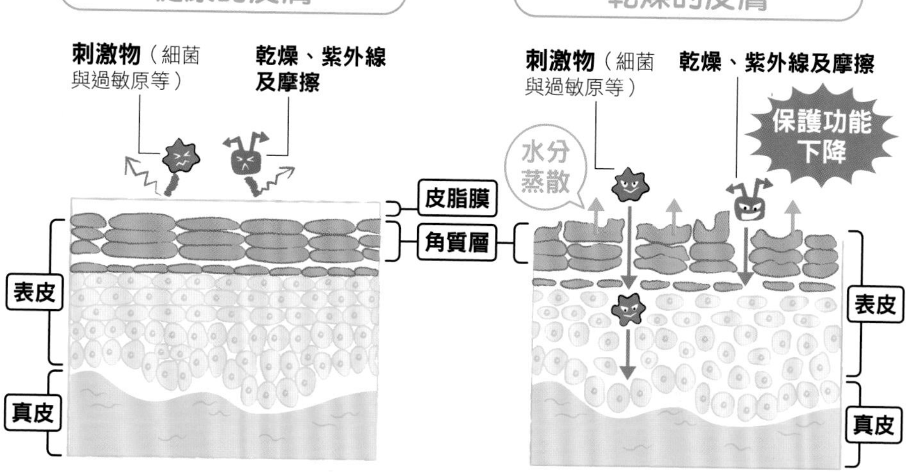

受到皮脂膜保護的皮膚能留住水分，不僅可以抵抗乾燥及刺激，還能避免細菌或病毒的侵入。

沒有皮脂膜的皮膚容易受到乾燥及刺激的影響，引起各種肌膚問題。

14 做本來就該做的事非常重要

日積月累的努力將決定肌膚的命運

各位知道在大聯盟締造無數輝煌紀錄的鈴木一朗曾說過以下這句名言嗎：「不是為了做特別的事而去做特別的事；**而是為了做特別的事，才去做平常那些理所當然的事**」

我所提倡的「肌活」正是這樣的概念！為了強化肌膚的肌活並不是什麼特殊保養，既不需要複雜的程序也不用花費大量的金錢與時間。具體來說，只有以下3點而已：

①滋潤肌膚（保濕）
②冷卻肌膚內的熱（冷卻）
③保持肌膚清潔（清潔）

只要以正確的方式，**每天堅持不懈、扎實做到這3點就可以了**。想要養出「不會發癢的強韌肌膚」，這就是最快的捷徑。

為了讓忙於工作、讀書、家事及育兒的人也能輕鬆地持續做下去，我所設計的肌活只要1分鐘就能結束。這麼一來，再怎麼忙碌的人應該都能騰出時間吧。

還請各位現在就立刻試試看！每天只要1分鐘，不但能從苦惱不已的搔癢中解放，還能獲得漂亮、水潤的強健肌膚！

再忙碌的人都能輕鬆實踐的「1分鐘肌活」

只要在一天中騰出1分鐘，再怎麼忙都能持之以恆地做下去！
美麗、強健的肌膚將改變你的人生！

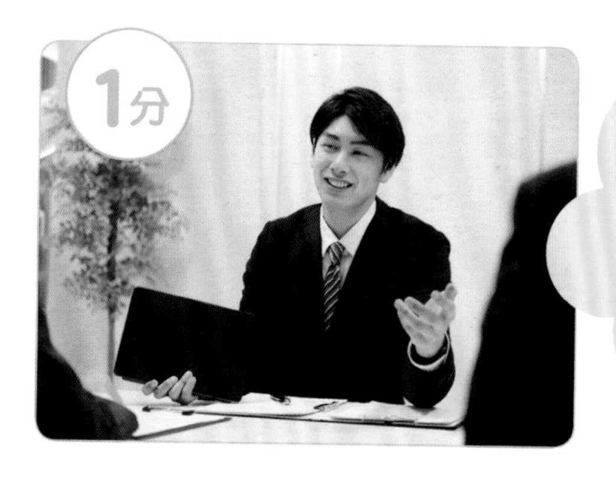

開始產生自信，更有勇氣面對他人，積極拓展全新業務！

平時以孩子為主，顧不了自己；但如果只要1分鐘，就能堅持下去！

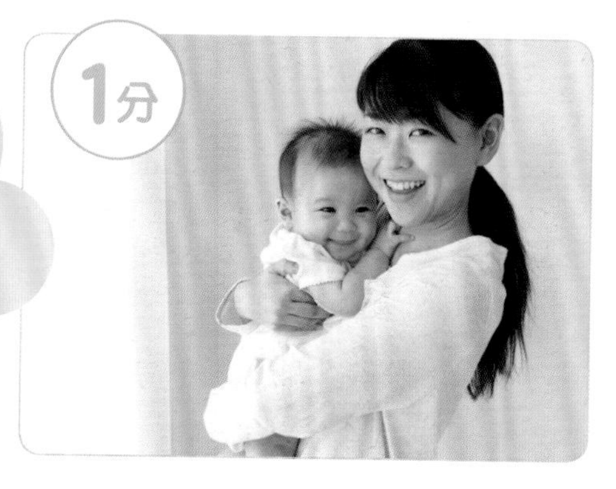

肌膚狀況好，就不會受搔癢所苦，可以集中精神念書！

滋潤是養出好肌膚的基礎無論如何，先保濕！

保濕的基礎2步驟「補水」、「鎖水」

從平時我就不斷主張保濕的重要，甚至重視到將「滋潤」（URUOI）一詞當成自己的診所名稱。

雖然保濕常被誤以為只要將水分補充進肌膚就好了，但補水也只能有暫時效果。隨著時間經過水分蒸散，肌膚還是會變得乾燥。**保持肌膚水潤的關鍵在於前述（P36）保護功能中提到的角質層，以及之上的皮脂膜。**

角質層是由死亡的角質細胞堆疊成的鱗片狀構造，補水時要先將水注入該層，再將水分好好留在此處。

這時就該皮脂膜出場了。皮脂膜像一層薄紗般蓋在角質層上，防止水分逃出肌膚，發揮如同蓋子的作用。擁有健全皮脂膜的肌膚會顯得光滑潤澤，而皮脂膜不完整的則會因為水分揮發而顯得粗糙乾燥。

不論是臉部還是哪個部位，補水後都要進一步保持皮脂膜的正常運作，才能在護膚上做到真正的「保濕鎖水」。

肌膚之所以會乾燥除了保濕沒做好、水分揮發外，也可能是空氣過於乾燥、曬傷或年齡增長等原因。

肌膚保濕力下降的原因

空氣乾燥

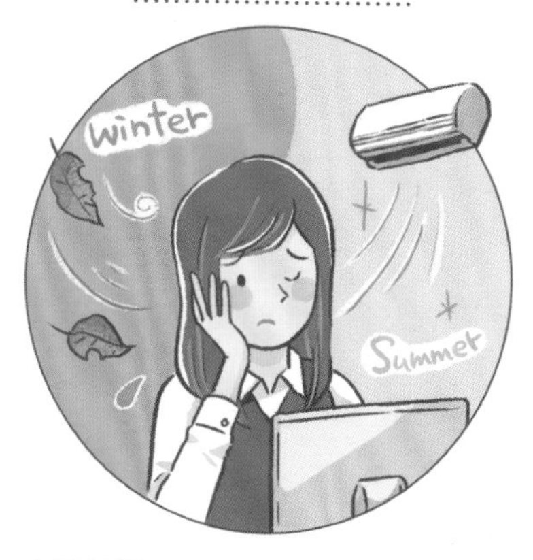

空氣乾燥不只發生在冬天，夏天的冷氣房內也要多加注意。如果在乾燥的地方待得太久，角質層的水分就會蒸散掉。

曬傷

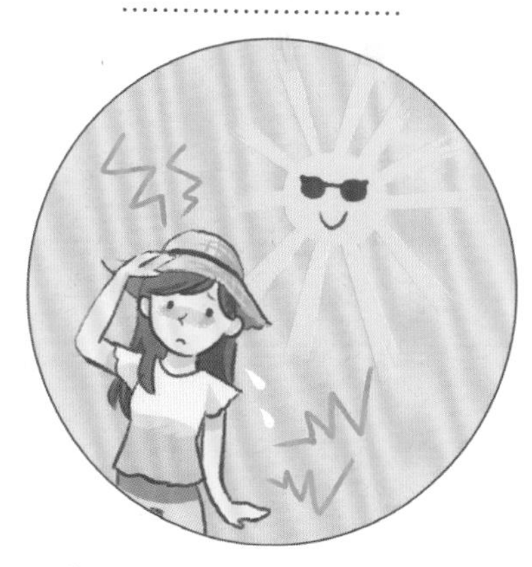

曬傷是類似輕度燙傷的狀態。此時肌膚的防護功能會出現損傷，使皮膚內部的水分蒸散，變成乾燥肌。

年齡增長

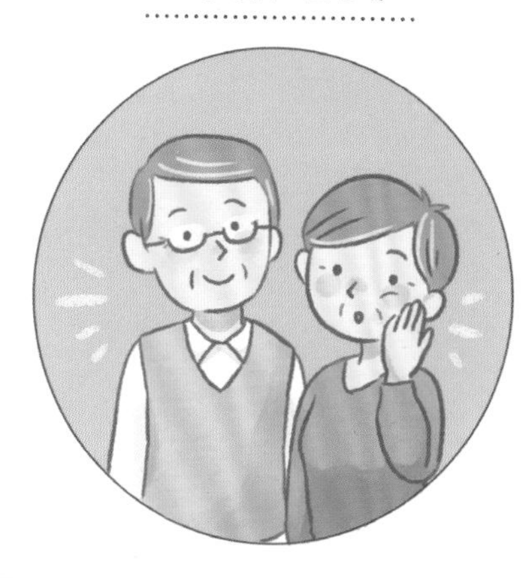

肌膚的新陳代謝變慢，角質難以剝落而使角質層增厚。另一方面，肌膚內部的保濕成分（皮脂、神經醯胺、NMF，參照P45）隨著年齡增長而減少，使水分無法到達角質表面，導致皮膚乾燥。

除此之外
- **過度護膚**
- **減重手段過於激烈**等，都是皮膚乾燥的原因

16

效果倍增！保濕產品的最佳擦法

10分鐘以內「同時使用」潤濕劑與保護劑才是最有效的擦法！

保濕產品琳瑯滿目，其中大致可分為「滲透肌膚」與「覆蓋肌膚表面」2種。

滲透肌膚的類型稱為潤濕劑，市面上叫作保濕劑的產品多半是指這種潤濕劑。潤濕劑具有滋潤效果，能將水分注入角質層，化妝水即是典型的潤濕劑。

覆蓋肌膚表面的稱為保護劑，可以防止肌膚的水分揮發，乳霜即屬於保護劑的一種。乳液的功效則介於潤濕劑與保護劑之間。

如同P40的說明，**保濕需要同時使用潤濕劑與保護劑**。抹擦的順序是潤濕劑為先，保護劑為後。此外，還有以下3個小秘訣：

秘訣① 拉平皮膚皺褶，沿著皺褶抹擦

秘訣② 在洗澡後10分鐘內抹擦

秘訣③ 不要省著用，擦好擦滿

夏天時，若塗抹凡士林、乳霜會覺得有點黏膩，這時可以選用化妝水＋乳液這類較為清爽的保濕劑。**任何時候，都務必要同時使用潤濕劑與保護劑**，才能真正做到保濕。

提高保濕劑效果的抹擦訣竅

① 拉平皮膚皺褶，並沿著皺褶抹擦

即使是皺褶裡面也要擦進保濕劑，這樣才能抹擦均勻

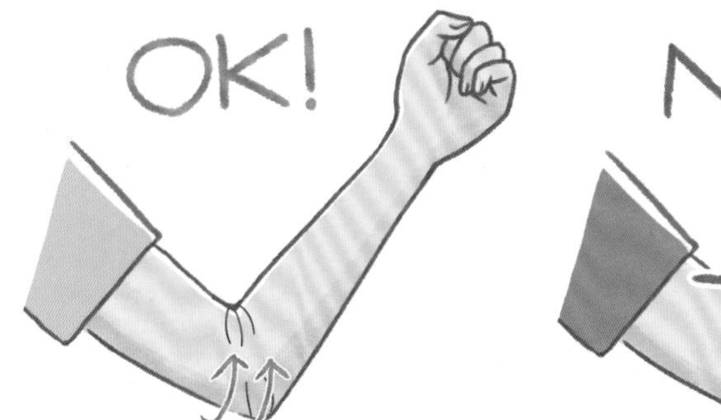

擦抹手肘外側時，可將手臂彎起來，拉平皺褶後再沿著皺褶抹擦。

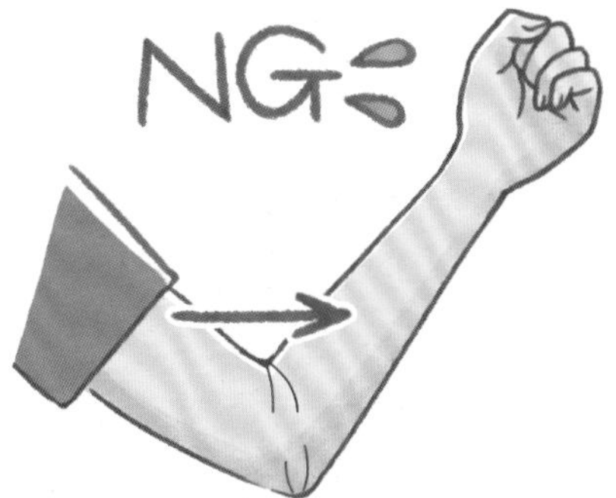

擦抹手肘內側時，如果抹擦方向和皺褶成90度，那就擦不到皺褶裡了。

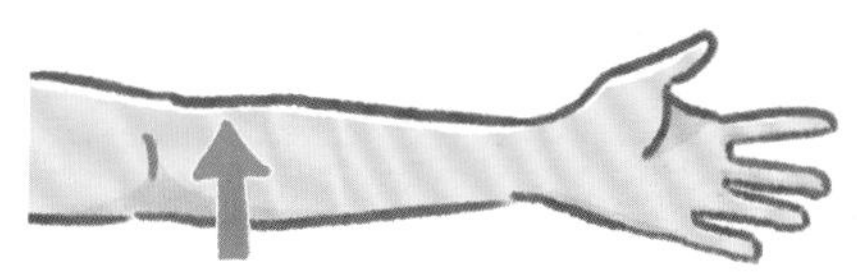

擦抹手肘內側要將手臂伸直，拉平皺褶後再沿著皺褶抹擦。

② 在洗澡後10分鐘內抹擦

由於洗澡會洗掉皮脂膜，如果置之不理，會讓皮膚中的水分快速流失。先用浴巾簡單擦過身體後，即使還稍微有點濕濕的也沒關係，立刻進行全身保濕

③ 充分擦滿

使用保濕產品最好充分擦滿，擦到肌膚看起來光滑油亮也沒關係。以面紙會黏在肌膚上的量為最佳。

17 天然神經醯胺是最強的保濕成分 想增加只能這麼做

想保有角質細胞間的水潤，就從外面補充天然的神經醯胺！

挑選保濕劑（化妝水等）時，建議選用含有神經醯胺的產品。在角質層中，有種能連結角質細胞的細胞間脂質，其中的保濕成分有50%是由神經醯胺所構成。神經醯胺能鎖住細胞間的水分，產生保濕功效。

神經醯胺的代謝產物之一「抗微生物肽」（Antimicrobial Peptides）也獲得很多的關注，因其具有抑制細菌增生、保護皮膚的作用。

然而，**神經醯胺的含量會隨著年齡的增長而減少，到了50多歲時就只有20多歲時的一半左右。**一旦缺乏神經醯胺，角質細胞間就會產生空隙，導致肌膚失去潤澤，保護功能下降。除了年齡、肌膚乾燥外，過度清洗也會造成神經醯胺流失。目前還知道異位性皮膚炎患者，生產神經醯胺的能力天生就比較低落。

想增加肌膚的神經醯胺，唯一的方法就是使用含神經醯胺的保濕劑，從體外進行補充。其中我最推薦的是以馬或牛的脊髓所製造而成的天然神經醯胺（腦苷脂）。由於結構類似人身上的神經醯胺，因此刺激較少，更容易滲透進皮膚。

滋潤皮膚的3種物質

肌膚的保濕力及保護功能主要由是皮脂（皮脂膜）、角質細胞間脂質（神經醯胺），及天然保濕因子（NMF）這3種成分所構成。

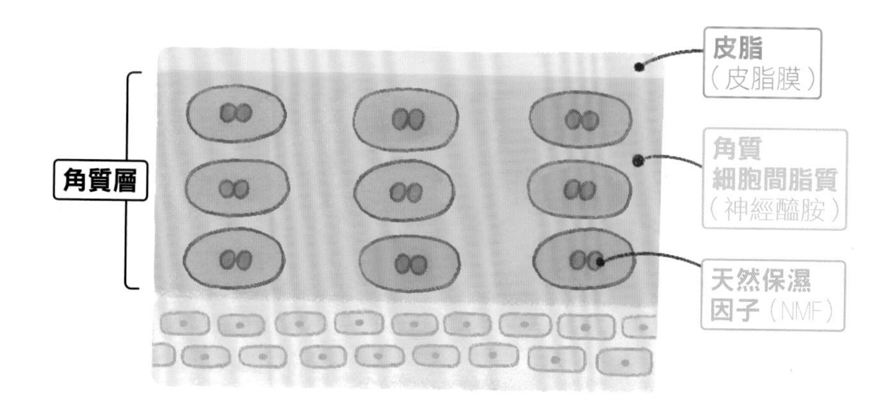

角質細胞間脂質

神經醯胺

充滿角質細胞間的一種保濕成分，能鎖住水分，保持肌膚滋潤。可以透過含天然神經醯胺的保濕劑來獲得補充。

皮脂（皮脂膜）

由皮脂腺分泌的皮脂會與汗水混合形成皮脂膜，覆蓋在表皮表面，以避免水分流失。可用乳霜等保護劑加強其功能。

天然保濕因子（NMF）

存在於角質細胞間的保濕成分，同時具有吸納水分與保有水分兩種功效。主成分為胺基酸，因此，可透過含有胺基酸的化妝水來補充。

預防老化！氫的抗氧化作用

著眼於抑制皮膚發炎的功效

除了神經醯胺外，現在我最關注的是具有強大護膚潛力的「氫」。

人類為了存活需要吸入氧氣來產生能量。然而，在這之中有數%的氧氣會轉化成對細胞有害的「活性氧」，使細胞氧化。這也是老化、癌症、各種慢性病的主要成因之一。

氫分子可以清除體內的有害活性氧，具有強力的抗氧化功用。根據各項研究發現，氫分子還具有抗細胞凋亡、抗過敏、抗發炎等各式各樣的作用，對身體及皮膚具有莫大的益處。其中最引人注目的莫過於有篇**針對異位性皮膚炎的老鼠，※氫具有反應性的論文**。讓出現症狀的老鼠分別喝著普通水和含有氫的水，持續觀察12週後發現，相較於喝普通水的鼠群，喝下含氫水的鼠群不僅搔抓的行為有所改善，與過敏、發炎有關的細胞激素與IgE抗體也顯著降低了。從結果看來，氫對人類的異位性皮膚炎應該也能發揮同樣的功效。

※YS Yoon,et al. Positive Effects of Hydrogen Water on 2,4-Dinitrochlorobenzene-Induced Atopic Dermatitis in NC/Nga Mice.Biol.Pharm.Bull. 37(9)1480-1485(2014)

氫對肌膚的良好作用

抗氧化

與體內的活性氧結合，轉化為無害的水並減緩老化。

抗過敏

抑制肥大細胞釋出的組織胺，以控制即時性的過敏反應。

抗發炎

和因發炎而產生的活性氧反應，生成無毒性物質，以避免發炎的進一步惡化。

抗細胞凋亡

抑制細胞的程序性死亡。

透過肌活來吸收氫的功效！

- **改善粗糙膚況**
- **改善乾燥肌**
- **消除發炎**（紅腫）
- **消除色斑、皺紋、暗沉**

利用特殊的「奈米泡膜技術」所充填的高濃度富氫乳液，可避免氫分子從容器中逸散。

URUOI -RICH H MILK Everyone's favorite

維持良好肌膚狀態

抗老化

快速回復、預防肌膚問題

一般的填充方式難以將氫分子鎖在容器內，每次開蓋都會逸散。因此真正有效的產品並不多，這也是大眾對氫的功效有所誤解的主因。

19 只要全身保濕就能減少3成的異位性皮膚炎發病率！

關鍵在於防止保護層被破損！

日本有間國立成育醫療研究中心的大型兒童醫院，該研究中心在2014年10月發表了一篇非常有意思的※論文。

這項研究以118名新生兒為對象，在每位新生兒的雙親或兄弟姊妹中，至少有一人患有異位性皮膚炎。研究將新生兒分為「全身塗保濕劑」與「只在乾燥部位塗保濕劑」兩組。從產後1週開始，每天塗1次，在第32週由醫生診斷皮膚狀況。結果顯示，**全身塗保濕劑的有19名新生兒出現異位性皮膚炎的症狀；只塗乾燥部位的有28名。全身塗保濕劑的這一組發病率降低了3成。**由結果推論，若想預防異位性皮膚炎就該盡早在全身塗抹保濕劑，每天1次以上，就能避免肌膚的保護功能下降。

至今為止都覺得「不過是保濕，有什麼重要」的人，或是輕視皮膚科醫師的護膚指示的人，應該都能從這項研究瞭解到保濕的重要性。從現在開始也不晚，請開始養成每天保濕的習慣，這樣才能獲得健康的肌膚。

※Horimukai K,Morita K,Narita M,Kondo M,Kitazawa H,Nozaki M,et al. Application of moisturizer to neonates prevents development of atopic dermatitis.J Allergy Clin Immunol.2014;134(4):824-830.e6.

從新生兒開始就做好保濕，以預防異位性皮膚炎

這是一項隨機對照的試驗，旨在調查在新生兒階段是否能夠透過抹擦保濕劑來起到保護皮膚、預防異位性皮膚炎的效果。

對象 雙親、兄弟姊妹中有1人以上曾患有異位性皮膚炎的118名新生兒。

方法 將新生兒分成A、B兩組，各59人。A組每天全身塗抹保濕劑1次，B組則不擦保濕劑，只在乾燥部位塗抹白色凡士林。試驗持續32週

結果

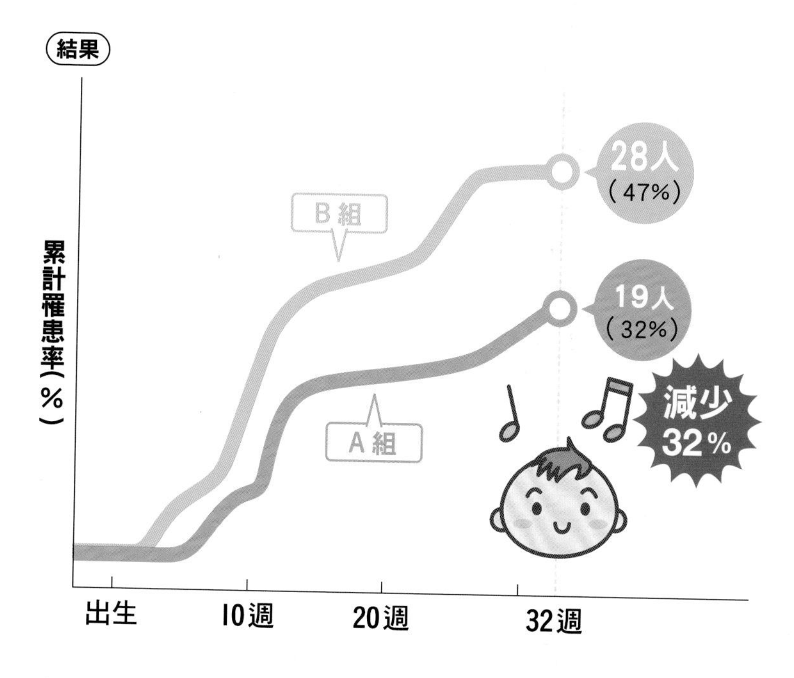

塗抹保濕劑的A組與對照組之間的差距為15%，有顯著的差異，A組的異位性皮膚炎發病機率降低了32%。

保養肌膚還能預防食物過敏！

藉由保濕阻擋過敏原從皮膚入侵！

食物過敏會讓人在食用蛋、牛奶、小麥等食材後，引起蕁麻疹或呼吸困難的症狀。

過去認為之所以會發病是因為食用了引起過敏的食物（過敏原），但現今的觀點卻完全相反。**現在普遍認為從嘴巴攝入並在腸道吸收的食品，其實並不容易引起過敏反應，反而可以在嬰幼兒時期讓寶寶吃習慣，藉此來預防食物過敏。**

那麼到底是什麼引起食物過敏呢？令人驚訝的是：從皮膚進入體內的過敏原，導致身體產生抗體，之後若再攝入相同的食物才會引發食物過敏。這是目前的主流說法，稱為「經皮致敏」（Epicutaneous Sensitization）。

十多年前曾經發生過含有小麥成分的肥皂引發小麥過敏的事件。此案例正是小麥的經皮致敏所導致的食物過敏；且不只是小孩，連大人也會因為經皮致敏而發病。**保護功能低下的肌膚會讓過敏原輕易入侵到皮膚內，更容易引發經皮致敏。**因此，只要做好肌膚保濕，提高皮膚的保護功能，或許還能預防食物過敏呢！

食物過敏的原因是「經皮致敏」

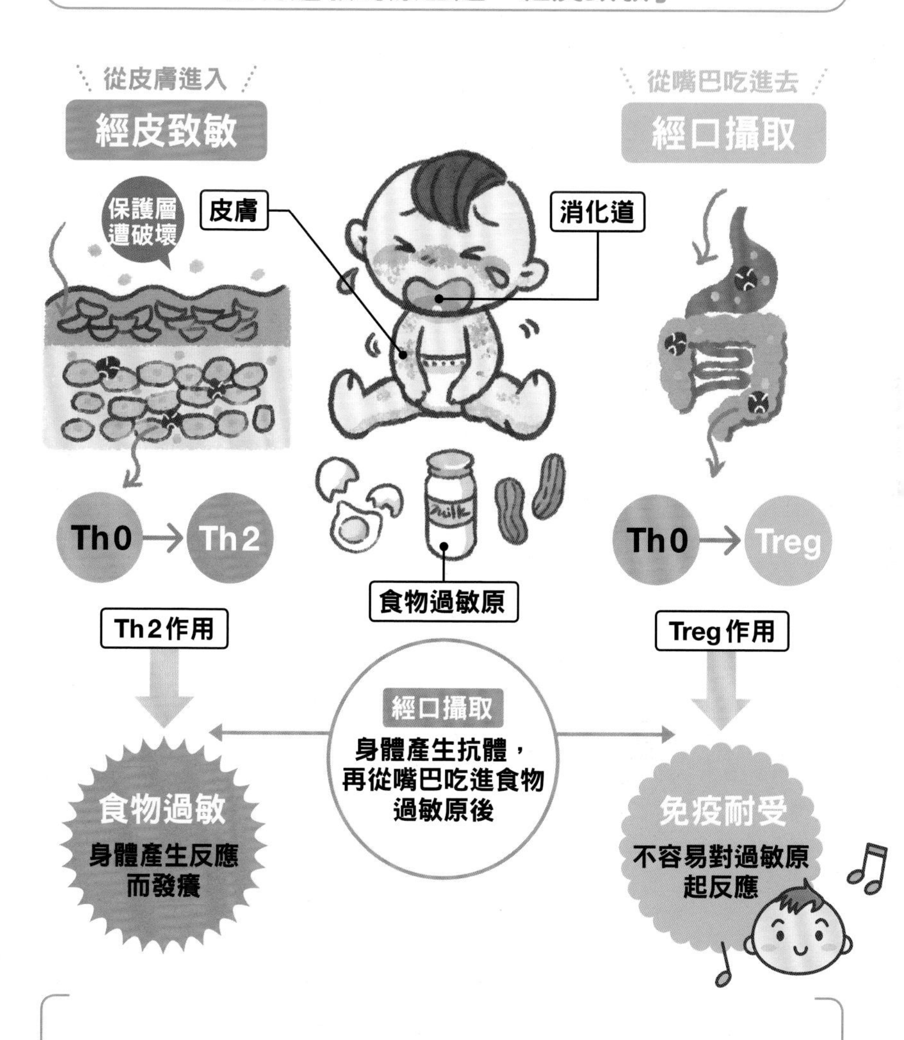

透過保濕防止食物過敏原入侵皮膚，能夠預防食物過敏的發病！

21 只有「這件事」千萬不能做！

真相是：沒有任何人因為不保濕而成功改善肌膚狀況的

皮膚科裡有許多想法特異的醫師，其中也有建議「不保濕」這種拒絕使用保濕劑的醫師。在我的診所中，偶爾也會有患者跟我們說：「但其他皮膚科醫師說不要保濕比較好耶？」

我在這邊要鄭重呼籲，絕對不要實行「不保濕」這種做法。至今為止，我已經看診過數十萬名患者，從來沒有人因為不保濕而改善肌膚狀況的，所有人的症狀都因為不保濕而更加惡化了。

建議不保濕的人通常是這樣主張：「如果使用保濕劑，肌膚原本的保濕力就會衰退，一旦停用保濕劑，皮膚就會變得乾燥，陷入『保濕成癮症』中。」

但即使不保濕，皮膚的保濕力也幾乎不可能得到改善，因為具有肌膚保濕作用的**天然保濕因子與神經醯胺，受遺傳或體質的影響很大，就算不保濕，也不可能大幅改善肌膚原本的保濕能力。**如果對乾燥的肌膚置之不理，只可能陷入發癢→抓癢而受傷→治不好的惡性循環裡，永無脫身之日。想加強膚質，最好的辦法還是先保濕。

「不保濕就改善肌膚」這根本是場騙局！

因為不保濕而使肌膚變得乾燥粗糙的女性
（26歲 女性）

這是當初來本院看診的照片。她為了擺脫提倡不保濕的醫師，特地從關西來到千葉的本院看診。除了肌膚發熱外，她還受強烈搔癢感、發炎腫脹所苦，膚質變得乾燥粗糙。

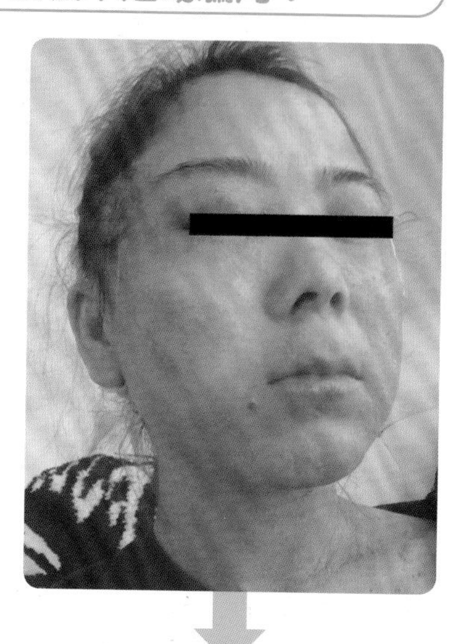

在本院接受治療2個月後

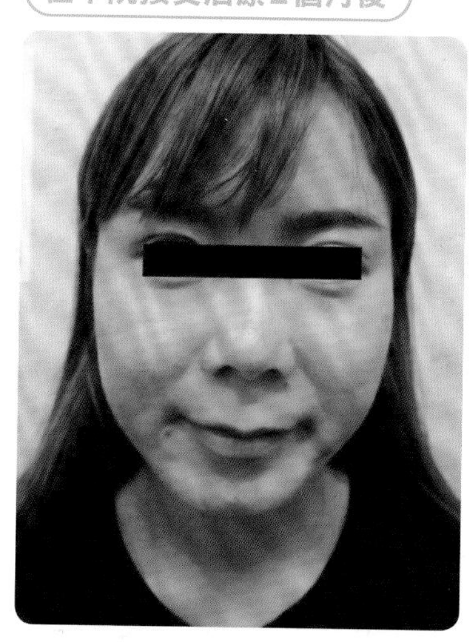

在充分保濕及適當的類固醇治療下已不再有搔癢感。肌膚狀態復原良好，可以進行期盼已久的化妝了！

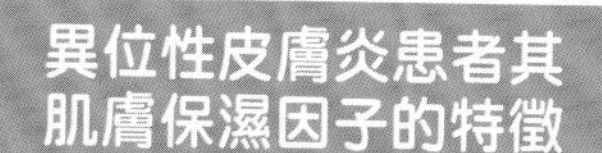

皮脂膜：因為體質而難以形成皮脂膜，且不容易流汗。

神經醯胺：因為基因異常而難以合成。

天然保濕因子：因纖聚蛋白基因突變等因素，其含量天生就比較少。

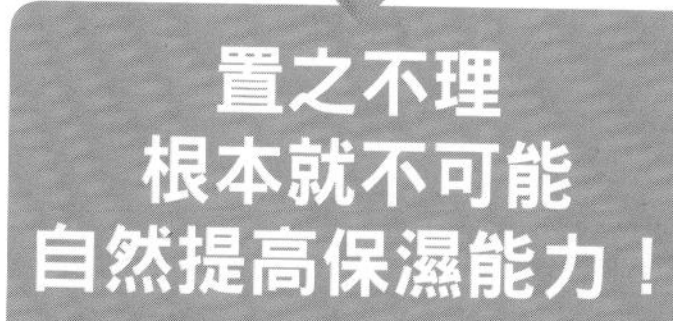

只要冷卻肌膚，發炎、搔癢、紅腫就隨之消退！

保濕還具有冷卻肌膚的效果

皮膚很癢時，患部是不是也隨之發紅呢？這是因為皮膚裡面發炎所導致。反過來說，只要能抑制肌膚發炎，搔癢與紅腫的狀況都能跟著消退。

因此我才會在14頁介紹了用保冷劑和冰塊的肌膚冷卻法。不過那終究只是應急，在每天肌活裡真正該做的還是保濕！

沒錯，其實**保濕也有冷卻肌膚的效果**。透過保濕來滋潤肌膚後，悶在皮膚內的熱就會逸散到外部，進一步抑制發炎症狀。

異位性皮膚炎患者的肌膚會因發炎而導致發熱、發紅。若要比喻，這就像是肌膚內部正在燃燒。如果能在此時送入保濕劑來滅火，就能減輕發炎反應。另外，這也像是火燒不了沾濕的紙一樣，**飽含水分的肌膚就不容易發炎了**。因此，保濕也能避免皮膚搔癢。雖然早晚保濕已經夠充分了，不過**攜帶輕便的保濕噴霧，隨時輕輕噴到臉上這也是不錯的做法**。我自己會在夏天先將化妝水放到冰箱冷藏後再拿出來使用，不僅噴起來冰涼舒適，也能在短時間內消除搔癢感。

充分保濕才能為肌膚滅火

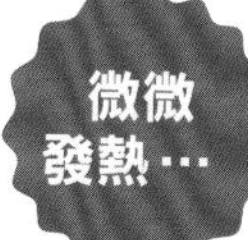

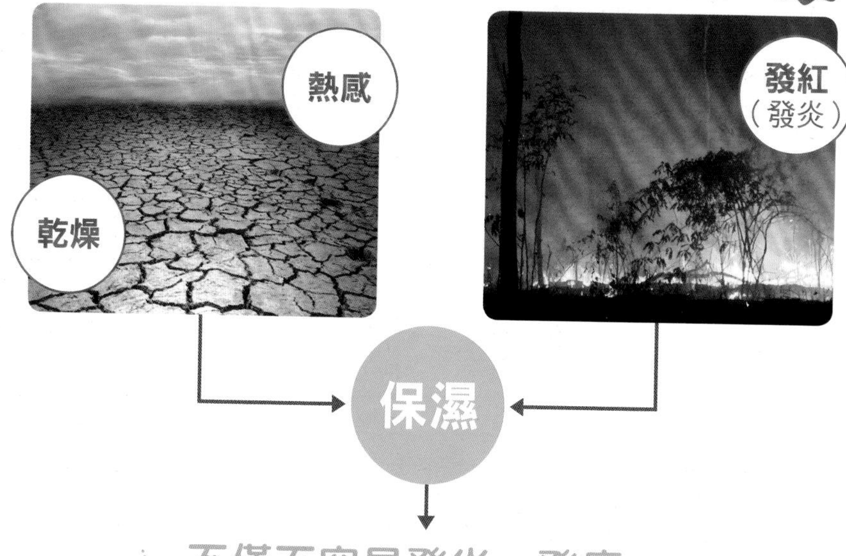

不僅不容易發炎、發癢，
還更加水潤、嫩彈。

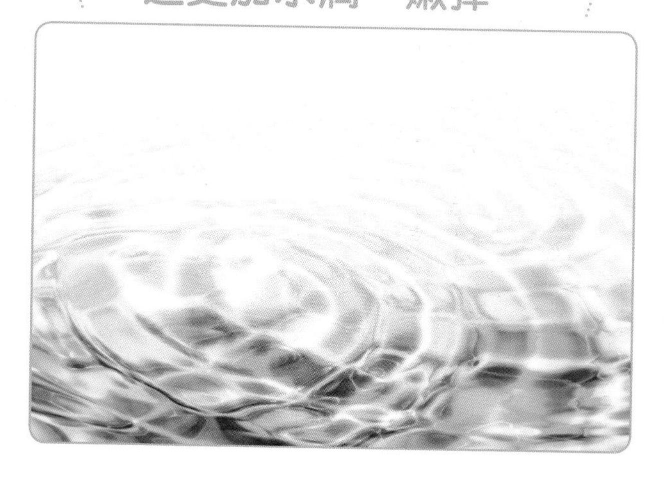

汗水有3個相當重要的功效

流汗是「好事」！

或許很多人會以為汗水對肌膚有負面影響，**但其實流汗本身並不是件壞事。相反地，對肌膚而言汗水還有3個相當重要的功效。**

第一是保濕。汗水有保持肌膚滋潤的作用。第二是保護功能，汗水會與皮脂混合形成皮脂膜，守護肌膚不被病毒或過敏原入侵。最後，流汗時能一併沖走肌膚表面的髒汙，發揮清潔的功效。

我們所流的汗大致可分為兩種。運動、洗澡後流出的清爽汗水，這種汗水的pH值（表示酸鹼度的數值，中性為7）在9以上，接近肥皂的弱鹼性，擁有相當優秀的洗淨能力。其中99％為水分，剩下的含有鹽分、氨、尿素及礦物質，**這種汗本身並不會引起搔癢**。

另一種汗水則是因為精神壓力太大而流出的「冷汗」或「油汗」等黏膩、不舒服的汗水。這種汗水富含礦物質，因此會與皮膚上的常在菌結合，產生臭味。因不容易蒸發，所以還有無法調整體溫的缺點。

流汗有分好壞

好汗的特徵

- 運動或洗澡後流的汗
- 清爽
- 量多，呈弱鹼性
- 具有良好的洗淨能力
- 99%為水分，不會引起搔癢

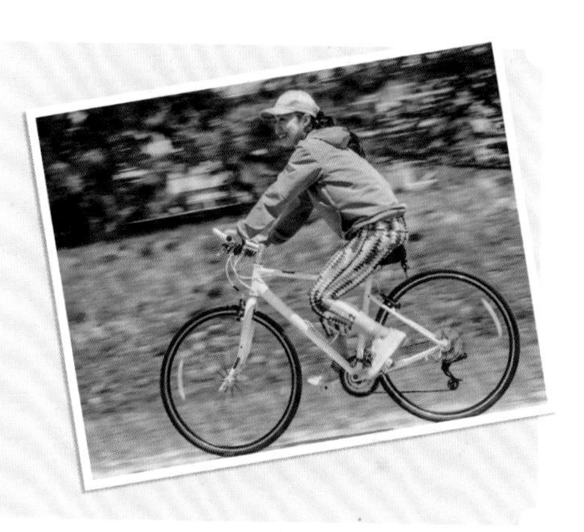

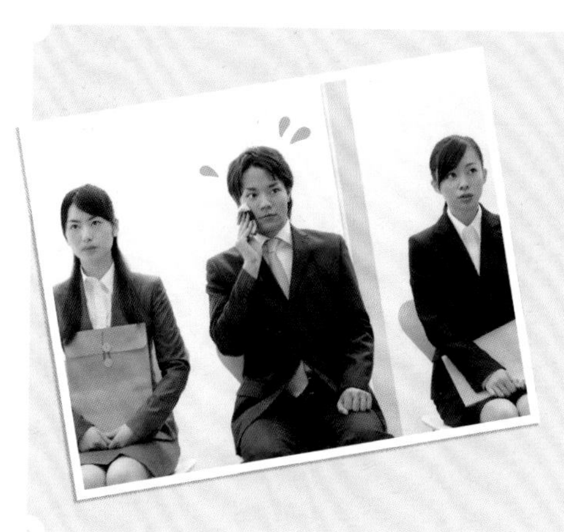

壞汗的特徵

- 受到壓力時所流的汗
- 黏膩
- 量少，偏弱酸性
- 富含鹽分、氨、尿素等礦物質成分
- 有強烈的臭味

如果好汗流得不夠多，沒辦法充分「冷卻」皮膚，皮膚就會悶住熱並變得乾燥，保護功能也會下降，難以阻止病菌侵入皮膚。

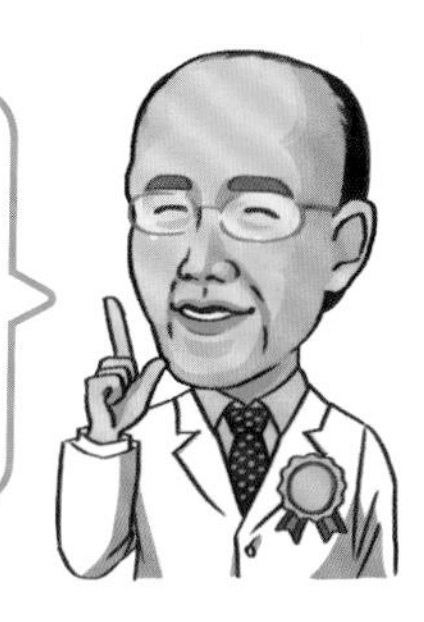

皮膚問題越多的人越應該流汗！

流汗可以促進肌膚的新陳代謝

如同前頁所述，流好汗跟做肌活有類似的功效，所以我都會向患者建議最好平時就要適度流汗。但異位性皮膚炎患者可能會因為害怕加劇搔癢感而盡量避免流汗，也可能因為自律神經失調使皮膚的排汗機制難以發揮，變得更不容易流汗。

過去曾認為汗水是異位性皮膚炎惡化的原因之一，但現在已經發現流汗不但能促進皮膚的新陳代謝，還可以提升角質層的水分。**如果不流汗，異位性皮膚炎的症狀反而會更加惡化！**

但從流汗後一直到夜晚都置之不理，這樣的處理方式並不好。肌膚基本上為弱酸性，若長時間對弱鹼性的汗水不理不睬，則會破壞維持肌膚健康的菌群（皮膚菌群），造成壞菌大量繁殖。

只要流汗後就盡快沖澡，或用水清洗容易癢的部位，用沾濕的毛巾輕輕把汗擦掉也可以。出門時攜帶潔膚濕紙巾之類的也相當方便；不過，肌膚敏感或不耐酒精的人最好選擇低刺激的無酒精產品。

流汗後就趕快沖洗乾淨

洗澡

流汗後將全身的汗都沖乾淨是最有效的做法，但不一定要用沐浴乳等洗沐用品

清洗特定部位

如果沒辦法沖澡，那至少可以簡單用水清洗臉部、頸部、手肘內側等容易發癢的部位

把汗擦掉

用沾濕後擰乾的毛巾，或市售的濕紙巾等把汗擦掉也可以。無須用力，只要輕輕沿著皮膚擦就好了

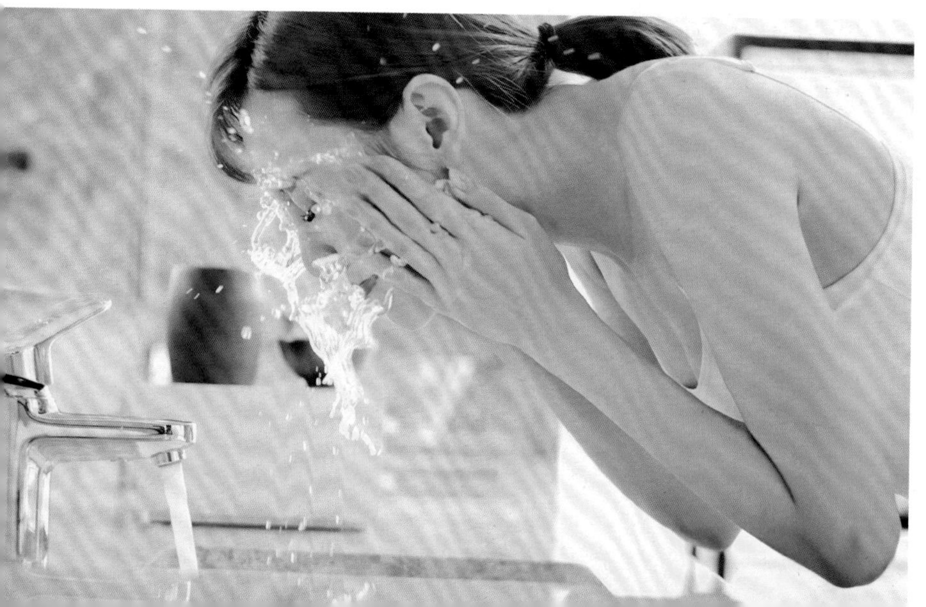

澡泡太久會讓肌膚喪失保護功能及水潤感！

「溫水戰鬥澡」才是理想的洗澡方式！

我想應該有很多人在泡完澡後會感覺身體乾乾的吧，為什麼都泡在水裡了還會出現這種狀況呢？這是因為，長時間泡在水中會讓肌膚裡負責保濕與隔絕外部的天然保濕因子（參照P45）流失。

角質細胞中的天然保濕因子其主要成分是胺基酸。由於胺基酸容易溶於水，若長時間泡澡或是一天裡沖澡好幾次，胺基酸就會流失，這麼一來，肌膚自然就會變得乾燥，還容易引起搔癢、發炎。泡澡雖然是不錯的習慣，**但時間再怎麼長也只能泡10分鐘。最好是像洗戰鬥澡那樣，快速泡一下就好了。**

另外，**泡澡水的溫度也最好設定在比較接近人體的38～40℃。**如果水溫超過42℃，不只是天然保濕因子，連皮脂與神經醯胺都會跟著熱水流失，讓肌膚變得更加乾燥粗糙。

由於熱水還會讓皮膚中的血管擴張，刺激到血管周圍的神經，這會讓全身的搔癢感變得更加強烈。一旦抓了癢，搔癢感就會進一步增強，形成惡性循環。為了「肌活」，泡澡時請絕對不要用熱水、長時間泡澡。

入浴後肌膚容易變得乾燥

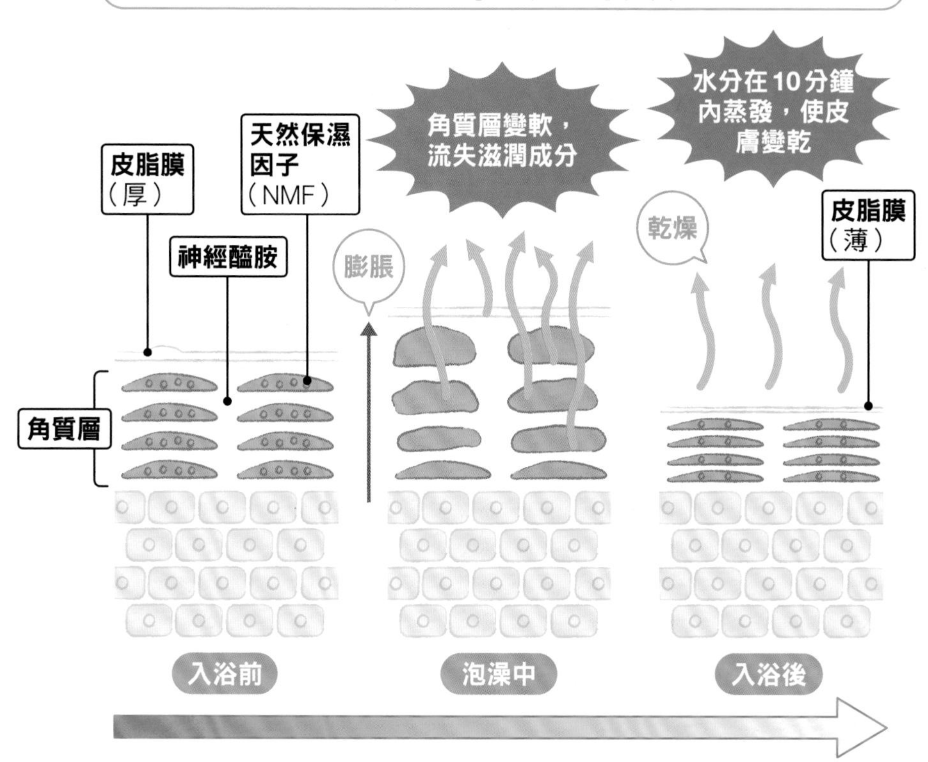

泡澡重點

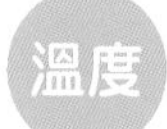

水溫控制在38～40℃

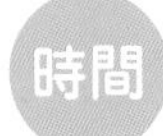

泡澡時間在10分鐘以內

熱水、長時間入浴會引發搔癢，前往澡堂或溫泉時一定要多注意！

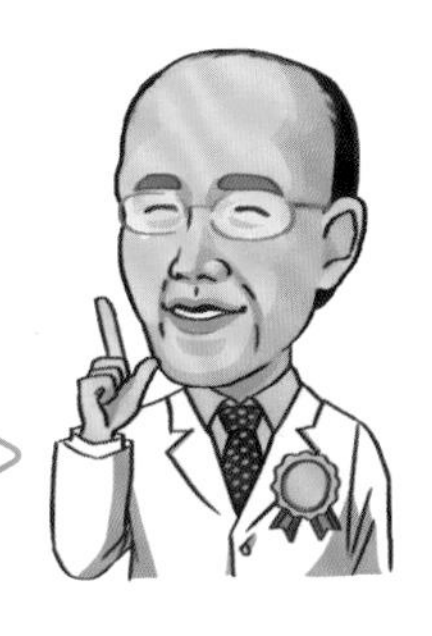

26 沐浴乳一天可以用幾次？

基本上是1天1次，「用清水洗」的話幾次都OK

我想許多人在洗澡時都會用到肥皂或沐浴乳，但其實身體上大多數的汙垢都只要用清水就能洗掉了。所以，洗沐用品請維持在1天使用1次的頻率就好。這是因為多次使用這些洗沐用品會洗掉皮脂膜，使角質層裸露在外，對皮膚造成嚴重傷害。

用清潔劑過度清洗，也是導致皮膚常在菌叢失去平衡的原因。我們的腸道內有「好菌」及「壞菌」等各式各樣的細菌，它們就如同花田般，依照種類一片一片生長於腸道內（腸道菌群）。皮膚上也有所謂的**皮膚菌群**；好菌與壞菌以一定的比例生長，共同維持著皮膚的健康。然而，**過度使用清潔劑會讓細菌的總體數量驟減，鹼性的肥皂還可能讓弱酸性的肌膚變成弱鹼性。**由於壞菌喜歡弱鹼性的環境，所以在細菌總數減少的狀態下只有壞菌能繼續繁殖，最終破壞了皮膚菌群的平衡。如此一來，除了乾燥外還會引起搔癢、汗疹與體臭等肌膚問題。請各位務必適度使用清潔產品。

過度使用洗沐用品會造成肌膚問題

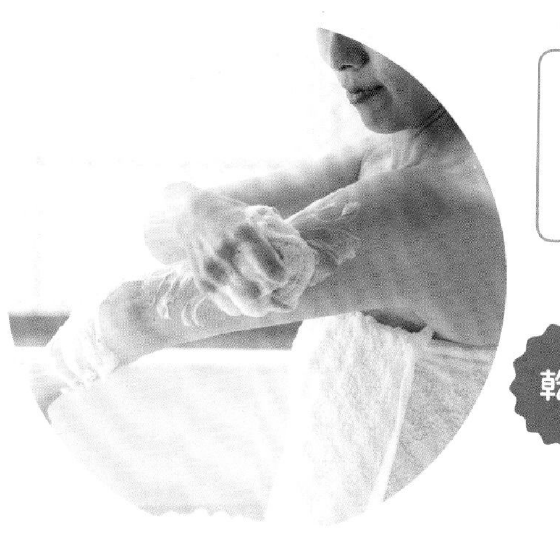

- 皮脂膜流失
- 皮膚常在菌減少
- 只有壞菌增加

乾燥　搔癢　汗疹　體臭

挑選洗沐用品的重點

選用成分簡單的產品

盡量選擇沒有色素、香料，也沒有任何與清潔無關的成分的產品。由於洗完澡後還會用保濕劑進行保濕，**所以，洗沐用品裡不太需要保濕成分。**

選用容易起泡也容易沖掉的產品

無論選擇固態肥皂、液態的沐浴乳還是泡沫慕斯類的產品，以容易起泡的產品為佳，這能減少肌膚摩擦、方便吸附髒汙。另外，最好也選擇泡泡容易沖洗掉的產品，以免殘留在身上。

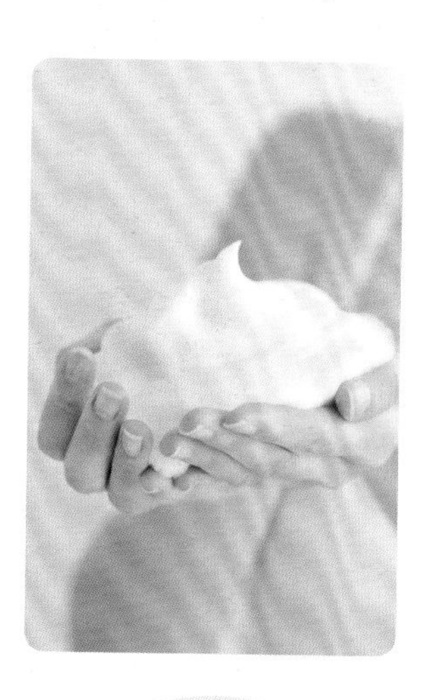

肥皂

清潔力是3種類型中最強的，可以洗掉油汙，適合想徹底洗淨的人。

沐浴乳

清潔力介於肥皂與泡泡沐浴乳之間，適合需要清潔力與便利性的人。

泡泡沐浴乳

雖然清潔力較低，但容易起泡、容易沖掉，能減少對肌膚的摩擦。適合忙碌的人或是還不會搓揉起泡的小孩子。

用尼龍製的沐浴巾搓洗身體是非常危險的

手才是對肌膚最溫和的工具

根據調查，有許多男性及高齡長輩喜歡用尼龍製的沐浴巾來洗身體。詢問理由大多會得到感覺這樣洗得比較乾淨、這樣搓感覺比較舒服等答案。

但在這邊要呼籲各位千萬不要用尼龍製的沐浴巾搓洗身體！**用這類尼龍製的沐浴巾摩擦肌膚，何止是汙垢，就連肌膚保濕的必要3成分「皮脂」、「神經醯胺」及「天然保濕因子」都會被搓得一點也不剩，甚至還會造成色素沉澱（摩擦性黑皮症）。**

尼龍製沐浴巾可說是最不適合肌活的材質。**沐浴刷、浮石、絲瓜絡也同樣都是肌膚的大敵。**

至於過去曾流行過的搓膚沙龍，洗到最後不只是保濕成分，連角質層都會一併搓掉，我絕不建議。少了角質層的肌膚就跟木乃伊沒兩樣，想復活可說難如登天。

那麼沐浴乳到底該配合什麼工具呢？最好的就是手了。用手捧住沐浴乳然後仔細起泡，再溫柔地撫過身體就能去除污垢了。不要用力、不要搓擦，才是洗身體的正確作法。

正確清洗肌膚的方法

1 讓沐浴乳起泡

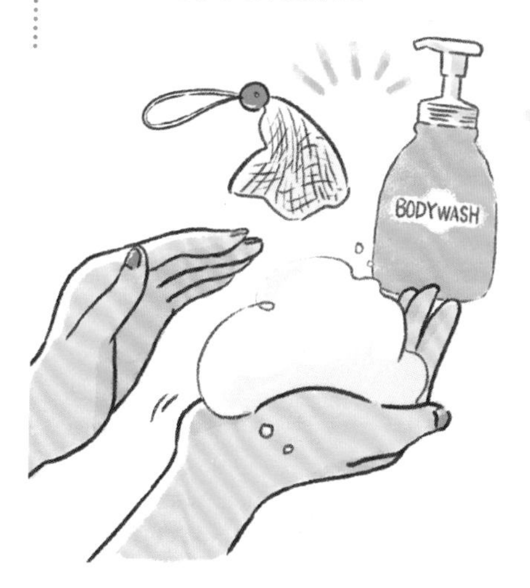

如果只是為了讓沐浴乳起泡，那麼使用尼龍沐浴巾也OK！

洗完頭髮後再洗身體

為避免洗髮乳、潤髮乳或護髮素等殘留在背部的肌膚上，**最好先洗完頭後再洗身體。**

2 將泡泡捧在手上，像撫摸肌膚般清洗

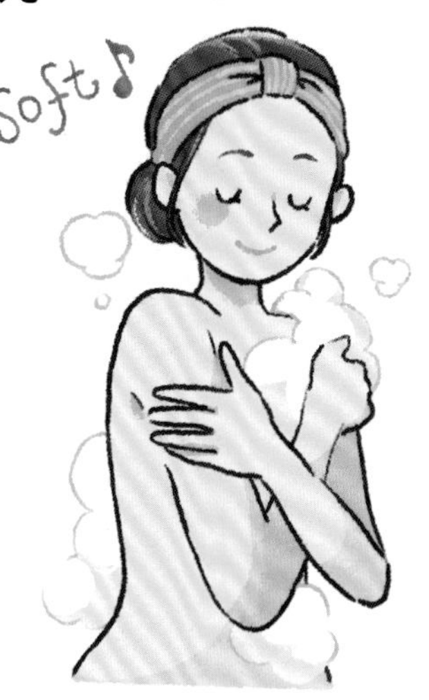

關鍵在於不要摩擦

可以使用日本手拭巾

手碰不到的背部時，可以使用日本手拭巾。日本手拭巾比一般毛巾更加柔軟細緻，不傷肌膚。

太乾淨的生活反而會增加皮膚壞菌！

皮膚菌群失衡是誘發異位性皮膚炎的原因之一

根據多項研究表明，皮膚菌群（參照P62）失衡是誘發異位性皮膚炎的原因之一。

患有異位性皮膚炎的患者皮膚上應有的常在菌類型明顯減少，而且超過半數是被稱為「壞菌」的黃色葡萄球菌。

金黃色葡萄球菌所排出的毒素會過度地刺激放出組織胺的肥大細胞，引發過敏反應和搔癢感，這就是皮膚搔癢的原因。換句話說，金黃色葡萄球菌越多，皮膚的搔癢感就越嚴重。

因此有許多專家指出，近年罹患異位性皮膚炎的人增加，很可能就是肇因於現代日本人的極端清潔觀念。

過度清潔肌膚會破壞皮膚菌群的平衡，**造成容易罹患異位性皮膚炎的狀況。**

遵循「不過度清洗」、「不用太多清潔劑」、「不摩擦」這3項原則，維持好皮膚菌群的正常比例，才能養護出不會輕易被擊潰的強健肌膚。

與肌膚健康有密切關聯的皮膚常在菌

皮膚表面附著有超過30種、數量達到1兆以上的常在菌。這些細菌並不會直接對皮膚產生作用，**而是分解、代謝皮脂和汗水後所產生的物質才會對皮膚產生各式各樣的影響。**

好菌

㊞表皮葡萄球菌

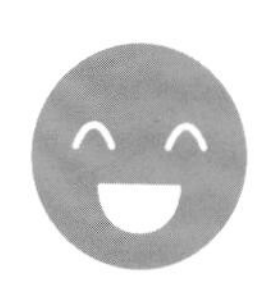

生長於皮膚表面及毛孔中，能給皮膚滋潤，防止乾燥，並在外部刺激下保護肌膚。喜歡弱酸性的環境。

伺機菌

㊞痤瘡丙酸桿菌

生長於毛孔及皮脂腺中。雖然平時發揮好菌的作用，但碰到肌膚乾燥時，會定居在脂肪較多的位置，並在毛孔中大量繁殖形成痤瘡（青春痘）。

壞菌

㊞金黃色葡萄球菌

生長於皮膚表面及毛孔中，是引起搔癢、肌膚乾燥及異位性皮膚炎的原兇之一。喜歡弱鹼性的環境。

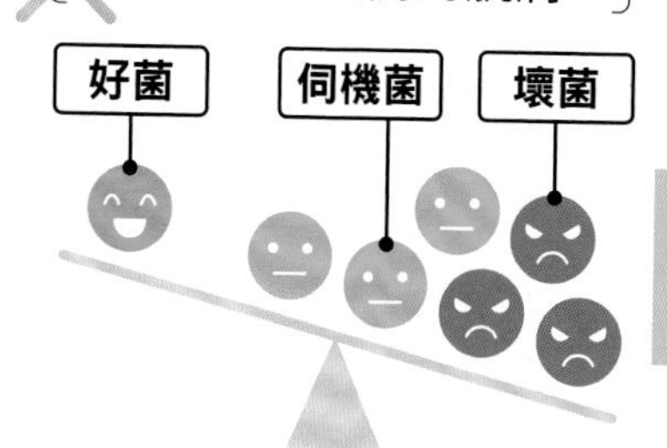

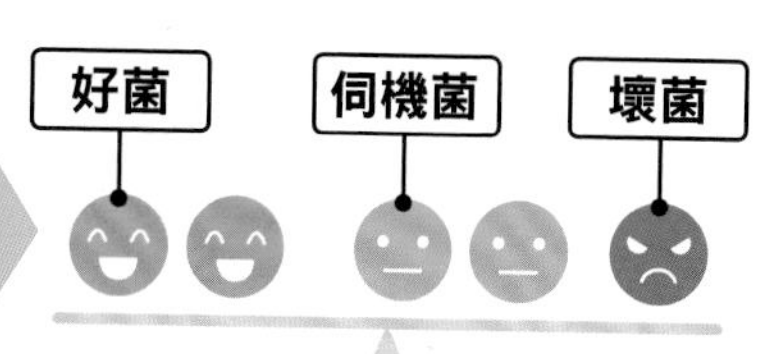

雖然常有人誤解好菌100%才是理想狀態，但其實任何特定菌種的增加都是破壞皮膚菌群多樣性的異常狀態。

透過每日「肌活」可以①**增加好菌**、②**抑制壞菌活性**、③**創造讓伺機菌能發揮好菌作用**的肌膚環境＝獲得「皮膚菌群保持良好平衡的肌膚」！

29 關鍵在於保濕與清潔的平衡

只偏重一方並不是真正的「肌活」

我在前面的章節介紹了保濕、冷卻、清潔這3項肌活關鍵。希望大家注意，如果只偏重其中一項或有一項完全不做，那都不是真正的肌活。**「1分鐘肌活」最重要的是平衡。**

建議盡可能在出汗後儘早清洗汗水。這樣可以保持肌膚的清潔，但如果不清洗並讓汗水乾燥在肌膚上，肌膚內部的水分會蒸發，使肌膚變得越來越乾燥。

換句話說，清潔和保濕是完全相反的行為。但將它們平衡地結合起來就成了「肌活」的關鍵。如果你是**「抹了滿滿保濕劑但平時只用清水洗臉」或是「身體洗得很仔細但偶爾才抹保濕劑」**等等，**那麼即使花再多的時間也難以讓肌膚變得更加健康。**

只有讓潔淨和保濕維持在平衡的狀態下，再結合冷卻護理，才能獲得理想的肌膚狀態。

「1分鐘肌活」能改善現有的肌膚狀態，也能預防未來的肌膚問題，還可以滋養出沒有斑點、皺紋與暗沉的水嫩肌膚。只要每天腳踏實地、堅持不懈，你的肌膚一定能展現出更為燦爛的耀眼光芒。

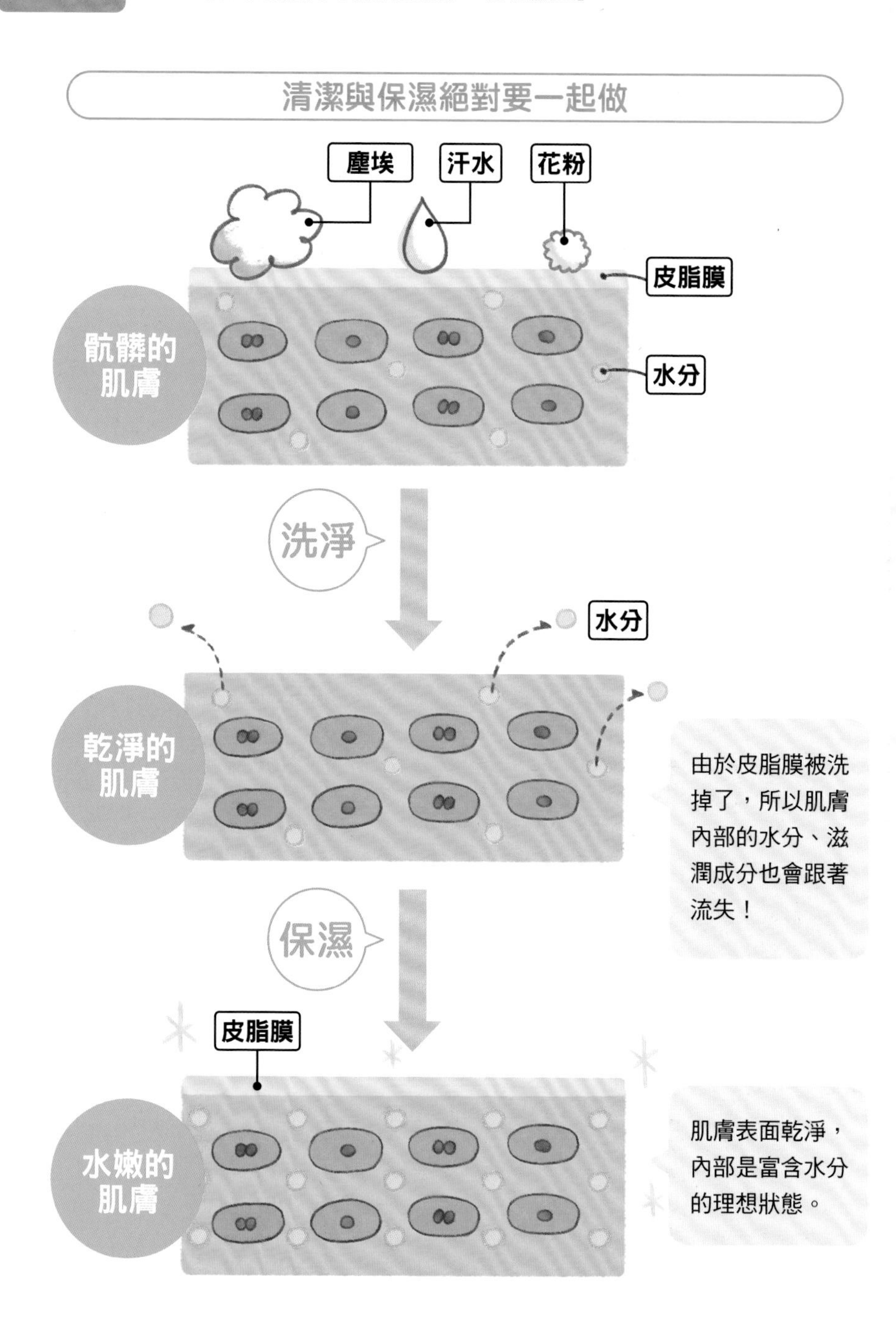
清潔與保濕絕對要一起做
塵埃
汗水
花粉
皮脂膜
骯髒的肌膚
水分
洗淨
水分
乾淨的肌膚
由於皮脂膜被洗掉了，所以肌膚內部的水分、滋潤成分也會跟著流失！
保濕
皮脂膜
水嫩的肌膚
肌膚表面乾淨，內部是富含水分的理想狀態。

膠原蛋白該用吃的還是擦的？哪一種比較好？

該擦的成分卻用吃的，那根本就沒用！

市面上有許多標榜富含膠原蛋白或玻尿酸的「美肌營養品」，但即使吃了這些營養品，也很難因此就認定這些營養會全部到達皮膚並為皮膚所用！

舉例來說，口服的膠原蛋白會被分解成好幾種氨基酸，並轉化成製造骨頭、肌肉的材料。有一部分雖然確實可能轉化成修復皮膚的材料，但卻很難知道是否真的如廣告所宣稱的，製造出相應且足量的膠原蛋白。

膠原蛋白為蛋白質的一種，與其透過昂貴的營養品來獲得，**不如在飲食中適量攝入**肉、魚或大豆製品等，更能有效、**大量地攝取到胺基酸**。

「肌活」裡很重要的一件事是「將營養送到皮膚中」。每日都要從飲食中攝取到足夠的蛋白質、脂質、碳水化合物、維生素、礦物質等五大營養素，才能擁有健康的身體，並將身體調整到最佳狀態。至於神經醯胺、膠原蛋白或玻尿酸等，對滋潤肌膚有功效的特別成分，則應該透過保濕劑或化妝品等直接塗抹在肌膚上來補充，而非透過飲食或營養品。

就算從嘴巴吃進美肌成分，效果也很差！

膠原蛋白
collagen
如果基礎營養素不夠，
那即使攝取了
膠原蛋白，也……
分解成胺基酸
吸收！
・當成能量消耗掉
・轉化為修復身體的材料
不知道
會不會用在
皮膚上
與其那樣
不如從每天的飲食中
攝取所需的蛋白質
好吃！
對血管有益！頭腦變清晰！
便宜又簡單！

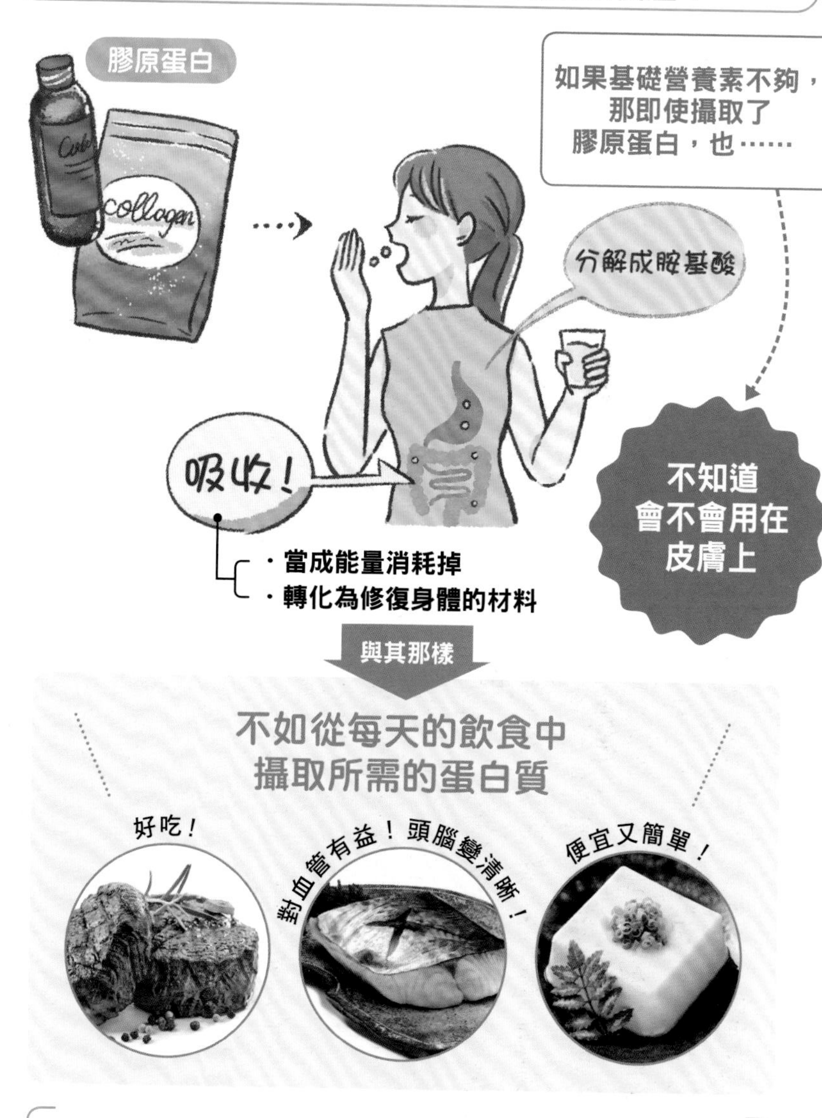

膠原蛋白、神經醯胺與玻尿酸
直接塗在肌膚上更有效！

改變食用油，創造健康美肌！

有意識地攝取Omega-3與Omega-9脂肪酸

前面說到均衡飲食是「飲食肌活」的基礎，但想要打造更強健的肌膚，還需要特別**注意「脂質」的攝取方式**。

脂質有各式各樣的種類，其中用在「肌活」上的，建議是能抑制過敏、發炎的Omega-3脂肪酸。紫蘇油、亞麻仁油、沙丁魚、鯖魚和秋刀魚等青背魚種，這些都是富含Omega-3脂肪酸的食物。因此，可以在沙拉或配菜上淋上1小匙的紫蘇油或亞麻仁油，且每週至少吃3～4次的魚肉來攝取Omega-3脂肪酸。

此外，**還推薦食用富含Omega-9脂肪酸的橄欖油，因為Omega-9脂肪酸具有去除活性氧的功效。如果攝取不足的話，會讓皮脂轉化成過氧化脂質，引起肌膚乾燥或搔癢。**由於橄欖油相對耐高溫，炒菜或油炸時不妨改用橄欖油。

另外，最要小心的是Omega-6脂肪酸，它是大豆油、玉米胚芽油中的成分，攝取過多可能會惡化皮膚的過敏性發炎。**在甜點、麵包、泡麵等加工食品中的含量都很高，以亞油酸為代表，還請各位不要攝取過頭了。**

在飲食中攝取優質的食用油！

Omega-3脂肪酸

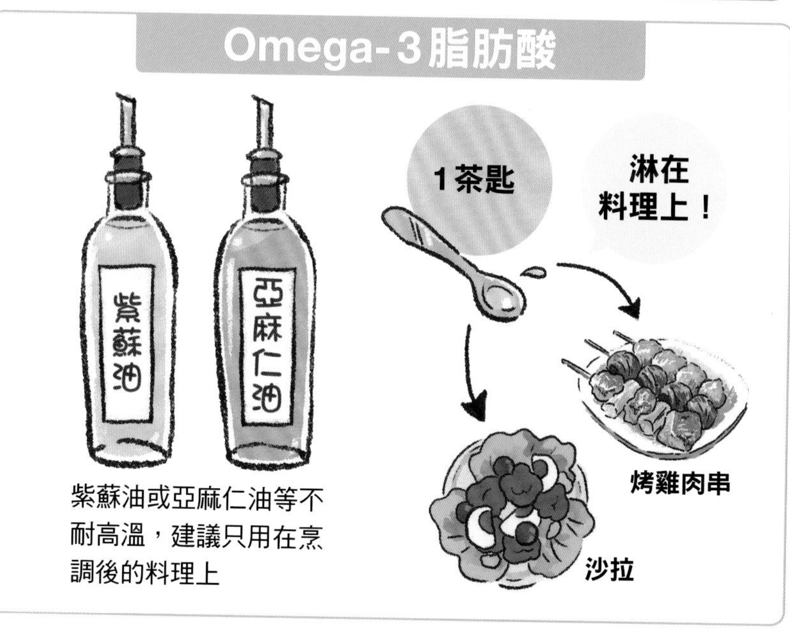

紫蘇油或亞麻仁油等不耐高溫，建議只用在烹調後的料理上

Omega-9脂肪酸

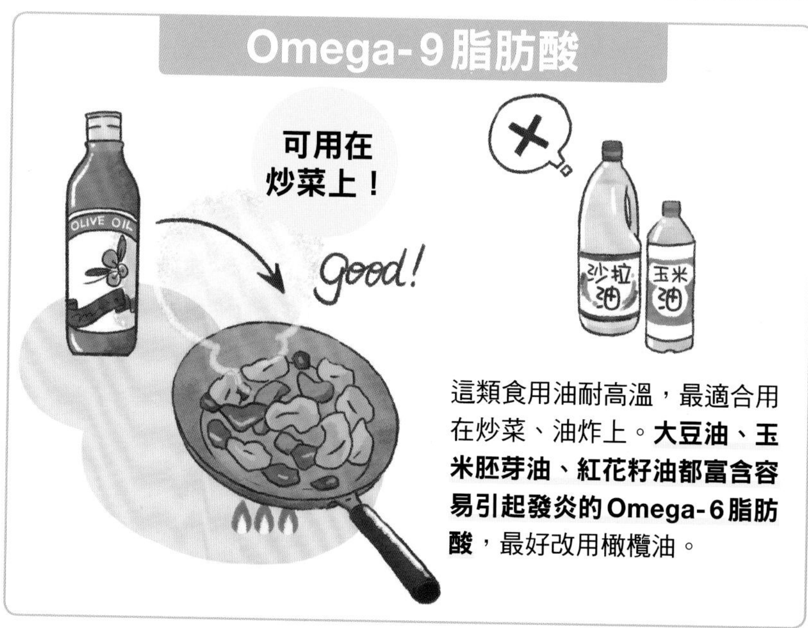

這類食用油耐高溫，最適合用在炒菜、油炸上。**大豆油、玉米胚芽油、紅花籽油都富含容易引起發炎的Omega-6脂肪酸**，最好改用橄欖油。

32 以富含維生素的五顏六色餐點打造強健、高保護力的肌膚！

對肌膚有助益的維生素ABCE！

因為大多數的維生素都無法在人體內自行合成，所以必須從食物中攝取，其中特別重要的是維生素A、C、E和B群。

維生素A可分為：動物性食品中的視黃醇與黃綠色蔬菜中的β胡蘿蔔素。前者可透過動物肝臟、蛋來獲取，後者則透過菠菜、胡蘿蔔、南瓜等。藉由老鼠實驗可以知道β胡蘿蔔素具有避免角質層水分流失，抑制皮膚發炎細胞增加的效果，對於改善異位性皮膚炎症狀也能予以期待。

維生素C跟E則具有強力的抗氧化作用。維生素C蘊含於水果、蔬菜，維生素E則在堅果、鰻魚、酪梨中含量豐富。

維生素B群中對「肌活」特別有效的是維生素B_2與B_6。維生素B_2能強化皮膚微血管，促進血液循環；在花生、動物肝臟、牛奶與蛋中的含量都很豐富。維生素B_6則能平衡荷爾蒙，若攝取不足會引發濕疹、脂漏性皮膚炎、口角炎等症狀。肉、魚貝類都富含維生素B_6，尤其是鮪魚生魚片。

能攝取豐富維生素的料理範例

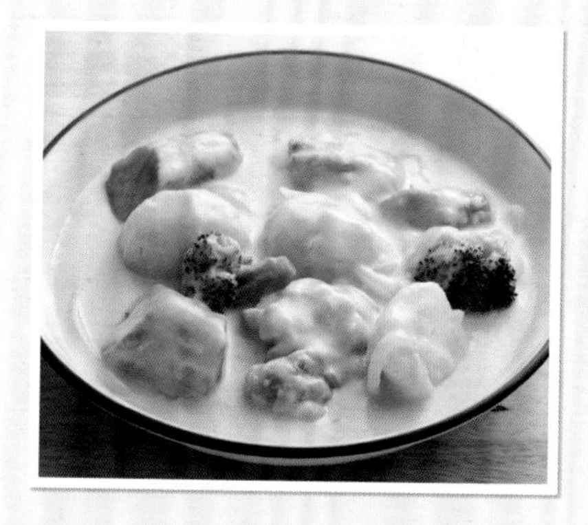

滿是黃綠色蔬菜的濃湯

胡蘿蔔	維生素A
南瓜	維生素A 維生素E
青花菜	維生素C
牛奶	維生素B2

鮪魚酪梨蓋飯

酪梨	維生素E
鮪魚	維生素B6
山藥	維生素C

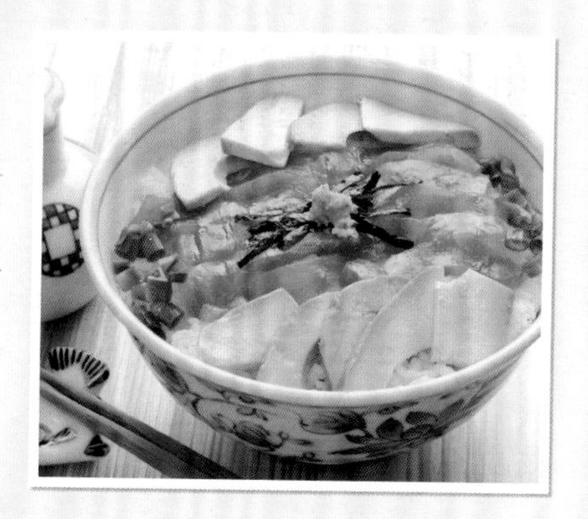

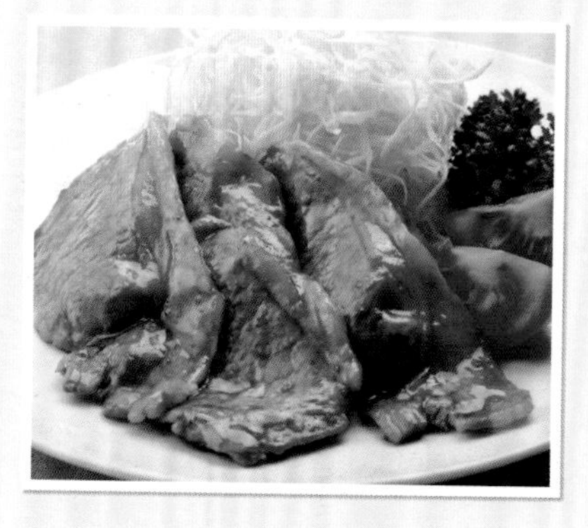

薑汁燒肉定食

豬肉	維生素B6
高麗菜	維生素C
番茄	維生素C 維生素E

為什麼韭菜炒豬肝對肌膚很好？

好吃又讓肌膚水潤Q彈！富含促進新陳代謝的鋅與鐵

礦物質包含鈣、鈉、鉀等各種元素，但對「肌活」而言最重要的是鋅與鐵。

鋅是與新陳代謝有關的礦物質，具有促進皮膚新陳代謝的功效。除此之外，鋅還能製造去除活性氧的酵素，具有抑制發炎與降低搔癢感的效果。**在牡蠣、牛肉、豬肉、動物肝臟、鰻魚、起司與蛋等食物中，含量都很高。**

鐵是製造紅血球的必要元素，人體如果缺鐵的話就會導致貧血，使運送氧氣、營養到全身上下所有細胞的效率變差。缺鐵還會對皮膚的新陳代謝、真皮形成膠原蛋白的過程造成負面影響，使肌膚狀況變差，引起皮膚乾燥、搔癢、斑點、皺紋等各種肌膚問題。

鐵的來源有：**動物肝臟、紅肉、魚貝類含有的「血紅素鐵」，和來自菠菜、小松菜、大豆製品等的「非血紅素鐵」**兩種，人體對血紅素鐵的吸收率會更高些。雖說鐵基本上不太容易被人體吸收，但若配合維生素C或蛋白質一同攝取的話便可以提高吸收率。

能提升肌膚新陳代謝的料理

鰻魚飯

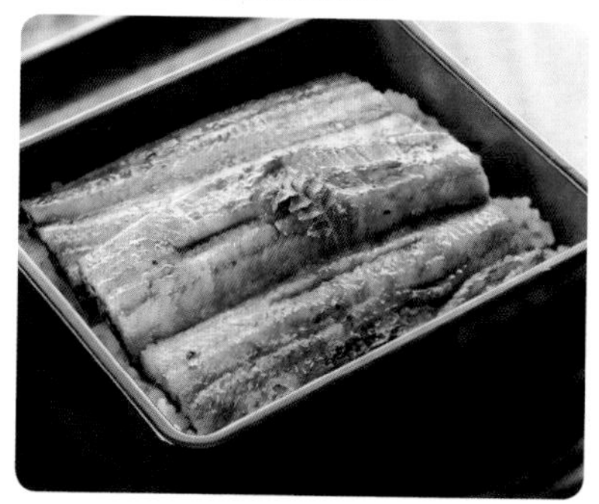

炸腰內肉

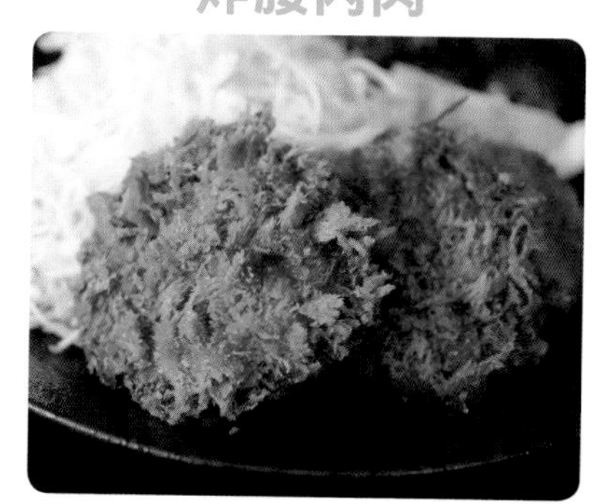

炸牡蠣

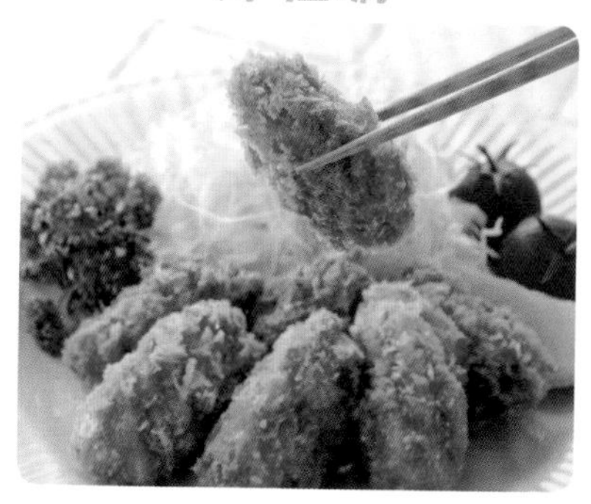

韭菜炒豬肝

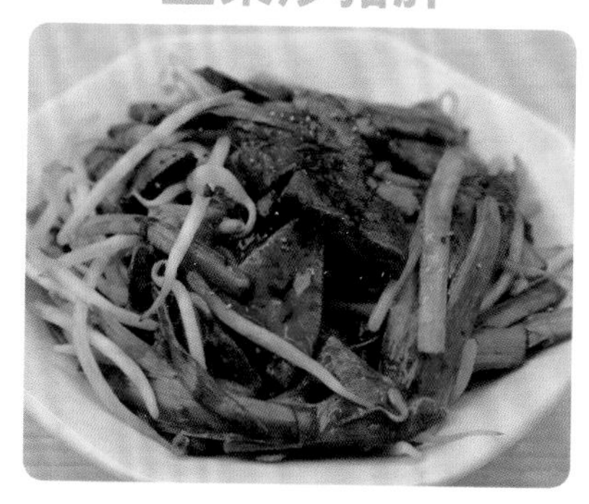

涼拌小松菜

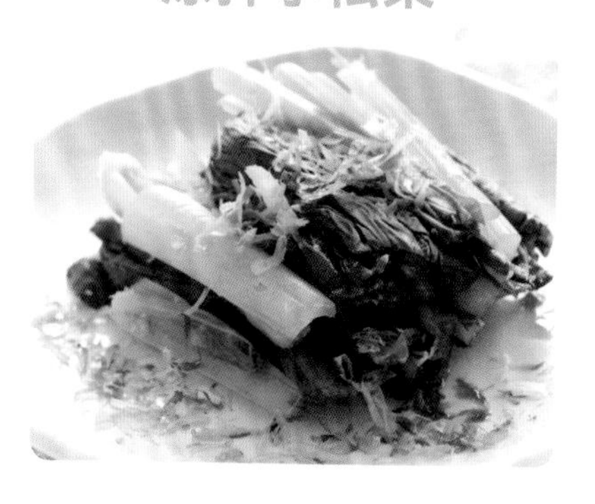

燉牛肉

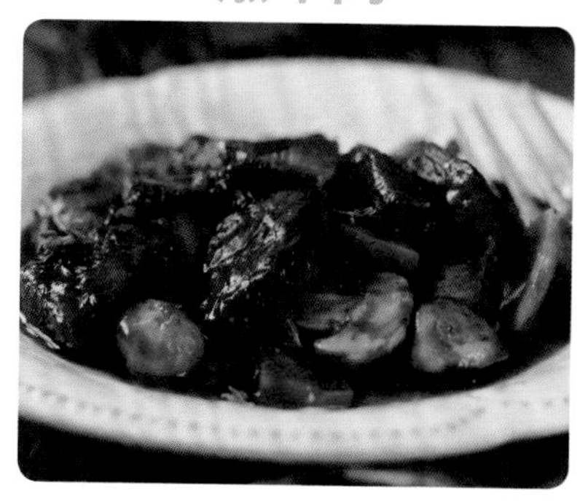

「飲食肌活」最需要攝取的營養素列表

脂質

營養素名	功用	富含的主要食品
Omega-3 脂肪酸	人體無法自行合成的必需脂肪酸，具有抗過敏、抗發炎、抗血栓的作用，可以減少血液裡的中性脂肪。	**亞麻仁油、紫蘇油、沙丁魚、鯖魚、秋刀魚**
Omega-9 脂肪酸	能去除活性氧，減少血液裡的膽固醇。	**橄欖油、菜籽油、玄米油**

維生素

營養素名	功用	富含的主要食品
維生素A	保持皮膚及黏膜健康，預防感染症。	**動物肝臟、蛋、胡蘿蔔、菠菜、南瓜**
維生素E	具有強大的抗氧化能力，可以避免細胞老化、促進血液循環及新陳代謝。	**堅果、鰻魚、大豆製品、酪梨**
維生素B2	強化皮膚微血管的韌性，促進血液循環。	**花生、動物肝臟、牛奶、起司、蛋、鯖魚**
維生素B6	保持皮膚及黏膜健康，預防皮膚炎。	**鰹魚、鮪魚、動物肝臟、雞肉、牛肉、大蒜**
維生素C	合成膠原蛋白，具抗氧化作用，維持皮膚正常的新陳代謝。	**柑橘類、草莓、菠菜、綠茶、青花菜、香芹**

礦物質

營養素名	功用	富含的主要食品
鋅	促進皮膚新陳代謝，具抗發炎作用，能抑制搔癢感。	**牡蠣、牛肉、豬肉、動物肝臟、鰻魚、起司、蛋**
鐵	將氧氣、營養搬運到全身各個角落，促進皮膚的新陳代謝。	**動物肝臟、紅肉、鮪魚、菠菜、小松菜、大豆製品**

第3章

大幅緩解異位性皮膚炎的最佳療法

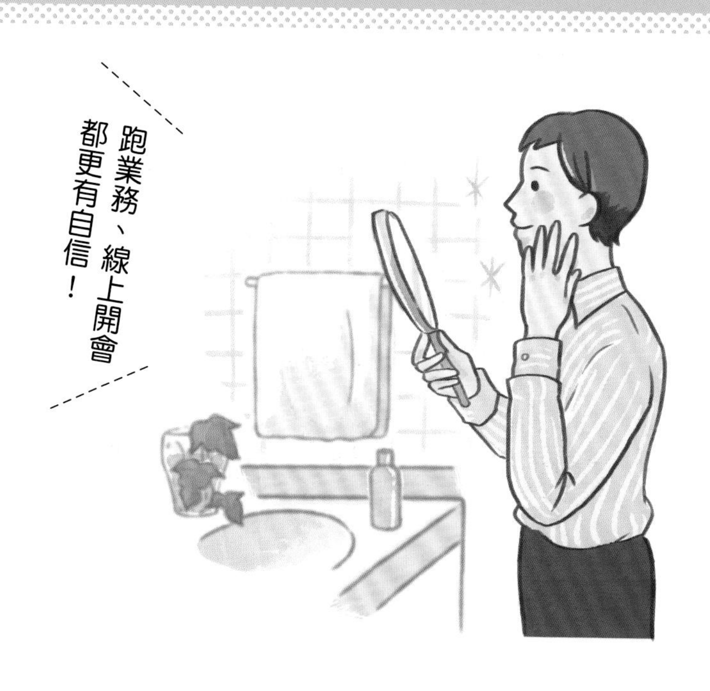

異位性皮膚炎的名稱由來？

即使體質承繼自父母，但絕非一種遺傳疾病

異位性皮膚炎的病名源自希臘語的atopia，意思為奇妙的、無法掌握的。時至今日仍不清楚異位性皮膚炎的發病原因，無論發病年齡、過敏原還是惡化因素，皆因人而異，真可說是非常奇怪的皮膚炎。

雖然無法斷定異位性皮膚炎的發病原因，不過發病的因素大致可歸類為以下4種：

❶ **過敏因素**
❷ **皮膚因素**
❸ **外在因素**
❹ **內在因素**

然而，這種疾病棘手的地方在於，**即使具備了這4個條件也不一定就會發病。**

也正因為異位性皮膚炎仍是充滿謎團的皮膚病，所以才會出現許多誤解或可疑的民俗說法，譬如：皮膚科治不好異位性皮膚炎、泡溫泉會好，或是可以靠芳香治療治好等。我殷切期盼拿起本書的各位都不會被這些誤解或謠言所迷惑，而是前往醫院進行正確的治療。

造成異位性皮膚炎發病的4個主因

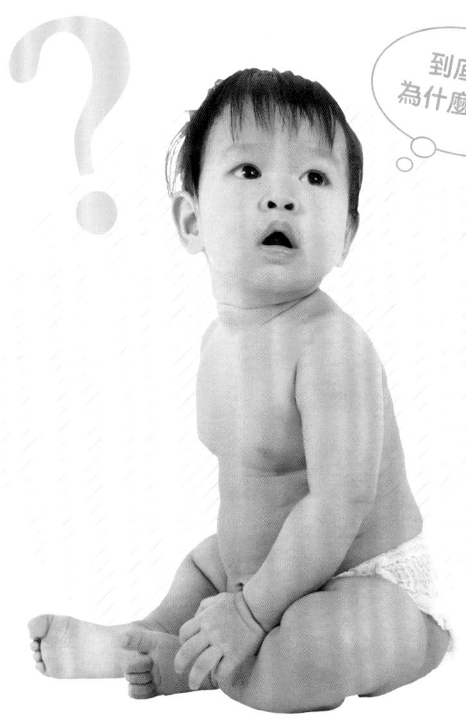

❶ 過敏因素

這裡指的是遺傳性的過敏體質。擁有這種體質的人容易製造出用來攻擊、排除侵入體內的過敏原的IgE抗體，產生的數量有時還會失控並引起過敏反應。

❷ 皮膚因素

這裡指的是皮膚的保護功能原本就比較弱的體質。這類人的皮脂膜、神經醯胺與天然保濕因子天生就比較少。

❸ 外在因素

季節、天氣、氣溫、濕度、服裝、居住環境（塵蟎、灰塵、寵物）、花粉等可能引起過敏的環境。

❹ 內在因素

疲勞、壓力及睡眠不足等等。

就算湊齊這4個條件也不見得就會發病。

異位性皮膚炎一定能改善

目標是「無須用藥，只要保濕就好」

在異位性皮膚炎患者中，有許多人都誤以為這些症狀是一輩子都不會好的，但我想告訴大家，絕對沒有這回事！

多年來我已親眼看過數萬名苦於此疾病的患者重獲新生。他們只需透過藥物治療與「肌活」，就能在短短數個月內擺脫搔癢感，並最終無須再服用藥物，只要保濕就能將肌膚保持在最佳狀態。

即便症狀已經好到這個程度，但對於異位性皮膚炎來說還是不會使用「痊癒」這個詞彙。**對於症狀會反覆和緩、惡化的異位性皮膚炎來說，將皮膚時刻保持在良好狀態就是整個治療的終點了**，而這個狀態我們會稱為「緩解」。

我所追求的良好狀態指的是以下3點：

- **不會對日常生活造成影響**
- **周圍的人不會發現你是異位性皮膚炎患者**
- **除了去醫院或是擦藥時，就連自己都會忘了自己是異位性皮膚炎患者**

不論現在的狀況多糟糕，都請各位不要放棄希望，你的肌膚一定能從搔癢與發炎中解放出來！

治療異位性皮膚炎的3大關鍵

以下為全球長年研究下來所獲知的治療法中，最具效果與安全性的方式。想治療到緩解狀態，這3項都是必要做法，缺一不可。

適當用藥

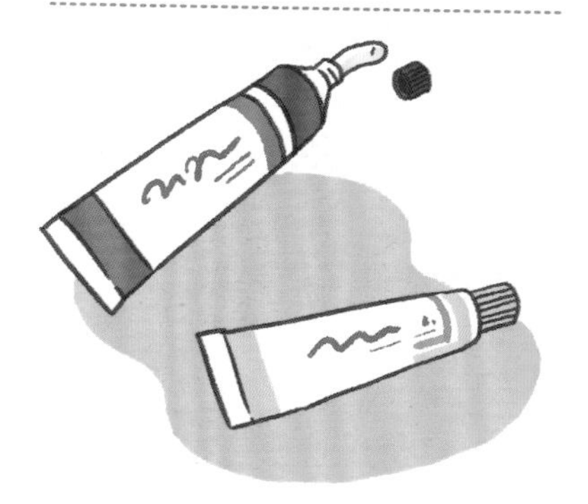

當搔癢或發炎嚴重時，為了避免患者抓破皮膚使症狀進一步惡化，會使用抑制搔癢、發炎的外用藥或口服藥。如果害怕用藥而不使用必要的藥量，皮膚狀況是很難有所改善的。

持續進行「肌活」

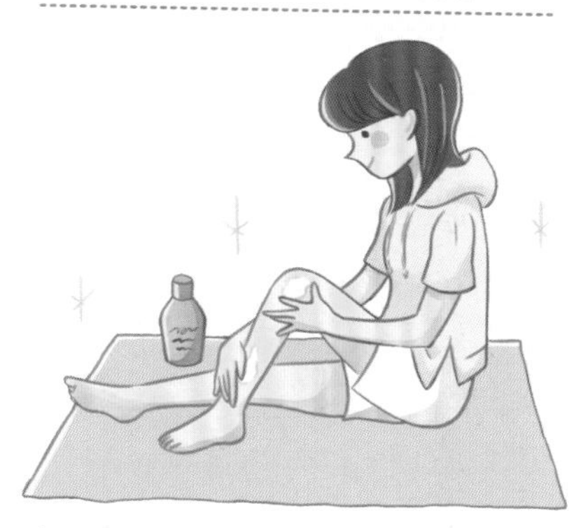

每天確實做好保濕、冷卻、清潔，提高肌膚的保護力，以對抗外部刺激。

排除惡化因素

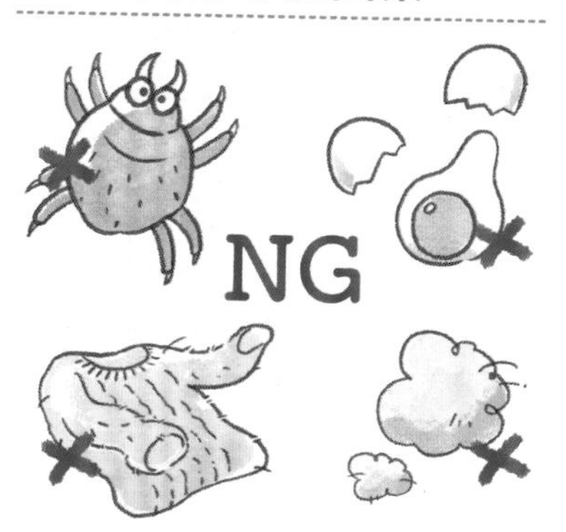

避開造成過敏的塵蟎、黴菌、灰塵、食物、刺激皮膚的衣物或精神壓力。

36

為何「拒絕類固醇」蔚為風潮？

對醫師的信任度將決定類固醇治療的成功率

異位性皮膚炎的治療以外用類固醇為核心。類固醇具有抗發炎的功效，對皮膚的發炎症狀有相當好的治療效果。但現實中，對類固醇抱持錯誤認知，覺得類固醇很恐怖的人卻不在少數。這到底是為什麼呢？

事情起因於1992年，當時某個頗具影響力的新聞節目播出了特別節目，在其中大肆批評外用類固醇的副作用。

於是「類固醇很可怕」的謠言便開始廣為傳播，大眾擅自停用類固醇的情形非常頻繁，引發「拒絕類固醇」的風潮。

只要用法正確，類固醇絕非什麼可怕的藥物。若症狀有所改善，也能漸漸停用。

為了不讓患者「拒絕類固醇」，能夠施行正確的治療，醫師與患者間的信任關係就變得非常重要。我會與對類固醇有疑慮的患者促膝長談，向患者仔細說明該怎麼維持良好的肌膚狀態，詢問他們在日常生活中是否有什麼困擾的事，並盡力敞開心胸與患者細談病情，建立起良好的醫病關係。

說類固醇是「惡魔之藥」這 根本是大錯特錯！

為什麼對類固醇的誤解會如此根深蒂固？

1992年，某新聞節目播出特輯，內容是某位女性因為使用了外用類固醇，副作用讓自己的臉變得又紅又腫，甚至誇張地說：「自己的臉爛掉了！」最後，人氣主播總結出「類固醇是惡魔之藥」；自此，大眾便對類固醇提出強烈抨擊。然而真相是，節目中受訪的女性既不是異位性皮膚炎患者，更沒有依照醫師的指示用藥，而是自行買藥來擦。

28年前的新聞節目
類固醇是惡魔之藥
這是嚴重誤解！
至今仍受到不實謠言的攻擊……

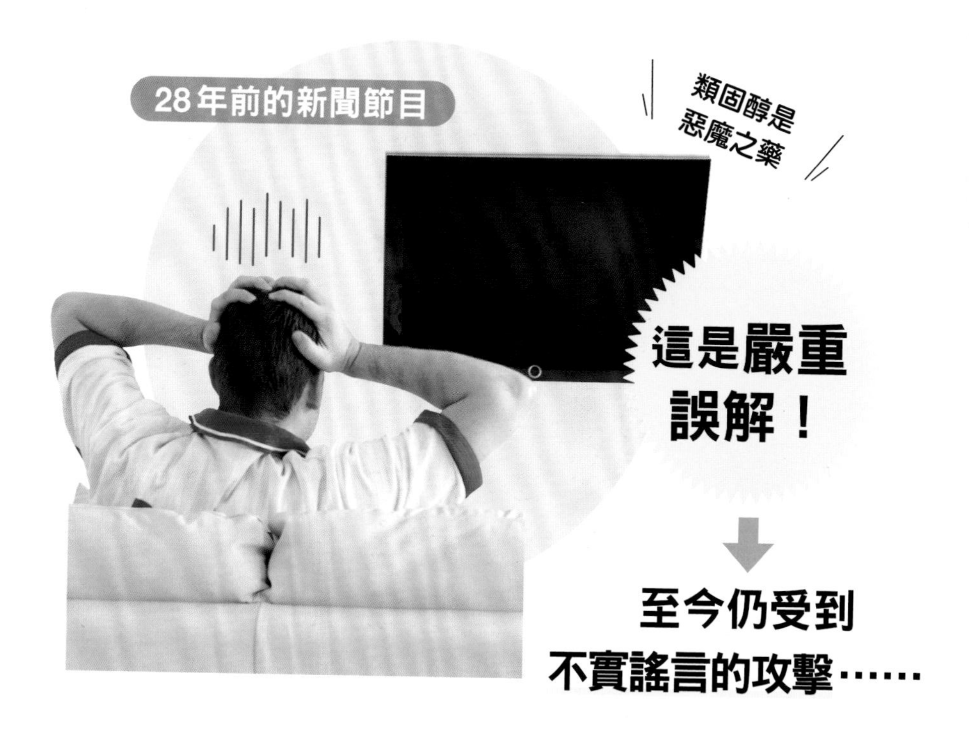

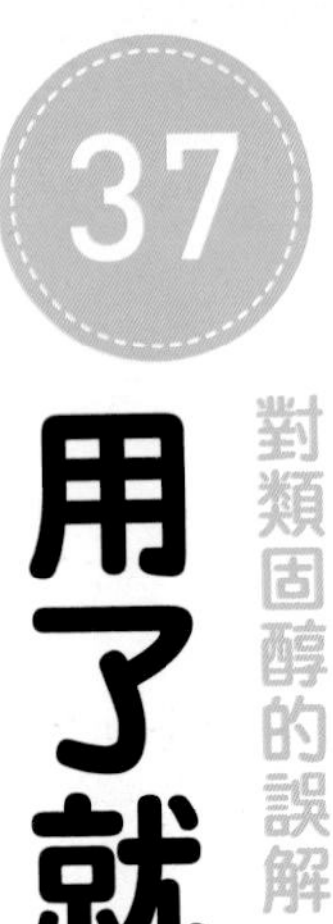

對類固醇的誤解①

用了就停不下來

只要使用適當，最後就能漸漸停用！

有不少患者雖然接受了正確且嚴謹的治療，但對於類固醇仍存有疑慮及不信任；於是便拒絕了類固醇，或是擅自停藥。然而，這些疑慮其實都是誤解。

最常聽到的是「一旦使用類固醇就停不下來了。」**但實際上，這是把異位性皮膚炎本身的特徵，誤以為是類固醇的副作用。**如同前面多次提到的，異位性皮膚炎是種症狀會反覆緩和、惡化的奇特慢性病。類固醇雖能抑制皮膚發炎，但卻改變不了患者的體質。因此，異位性皮膚炎並不會痊癒。擦類固醇↓好轉↓停用類固醇↓復發↓再擦類固醇。異位性皮膚炎的治療非常需要耐心與毅力，或許也是因為這樣才令人感到沮喪，並催生出「用了就停不下來」的誤解。但只要進行正確的治療，總有一天能減少類固醇的使用量、頻率及強度，最後達成不需要仰賴藥物還能保持良好肌膚狀態的目標。請各位接受正確的治療方式並堅持不懈，以停用類固醇為目標努力吧！

類固醇是種人體會自行分泌的激素

類固醇到底是什麼？

類固醇本身就是種腎上腺皮質會自行分泌的激素，具有強大的抗發炎作用，還能保持免疫系統的穩定。類似的效果也可以用人工合成的方式製造出來。類固醇的高效性讓它被廣泛地運用在許多疾病的治療上，且能透過口服、外用、鼻噴、點眼等方式進行投藥。

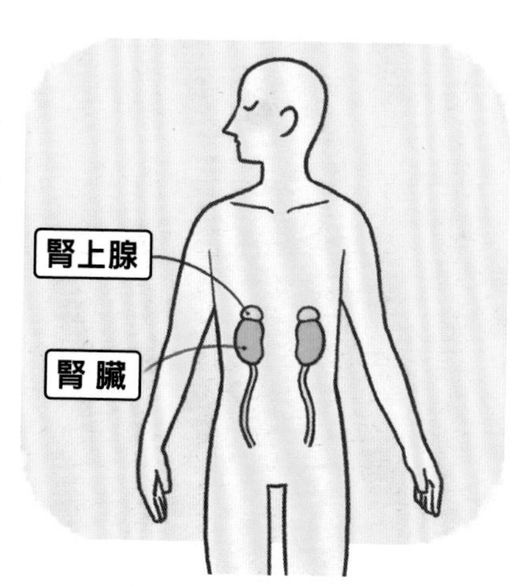

用來治療各種疾病的類固醇

給藥方式	代表性的疾病
注射劑	心肌炎、潰瘍性大腸炎、慢性腎炎等
口服藥	氣喘、潰瘍性大腸炎、慢性腎炎等
外用藥	異位性皮膚炎、接觸性皮膚炎、類風濕性關節炎等
點眼藥	過敏性結膜炎等
吸入劑	氣喘、肺氣腫等
鼻噴劑	過敏性鼻炎等

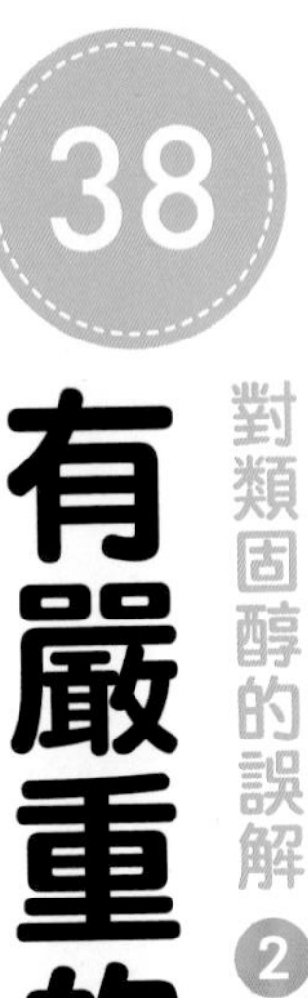

對類固醇的誤解 ❷

有嚴重的副作用

正確使用就能降低副作用

任何藥物或多或少都有副作用，正因如此醫師與藥劑師才會指示正確的用藥方式，以避免出現副作用。但唯獨類固醇，在網路上充斥著各種煽動、令人不安的不實謠言，這讓我非常憂心。

用在異位性皮膚炎的類固醇以「外用藥」為主。雖然口服或注射等的全身給藥式類固醇常有提高感染症、糖尿病、高血壓等的風險，需要密切注意。但若是外用藥，經由皮膚或黏膜所吸收的量相比與全身給藥來說可說是非常少的，並不需要擔心會因此而引起嚴重的併發症。類固醇外用藥的真正副作用其實只有以下4種：

❶ **毛髮變濃密，汗毛看起來很明顯**

❷ **微血管擴張，皮膚明顯發紅**

❸ **容易引發青春痘**

❹ **皮膚變薄**

這些副作用只要等到症狀好轉，用藥量減少，隔段時間後就會自行回復了。若能適當使用，類固醇根本不會引發嚴重的問題。請各位不要再過度害怕類固醇的副作用了，積極進行治療吧。

身體各部位的類固醇吸收率

由於身體每個部位的外用類固醇吸收率都不同，因此，遵照醫師指示來擦藥是非常重要的事。將用於身體的強效處方藥擦在吸收率高的臉上，這樣的錯誤用藥方式是出現副作用的主因！

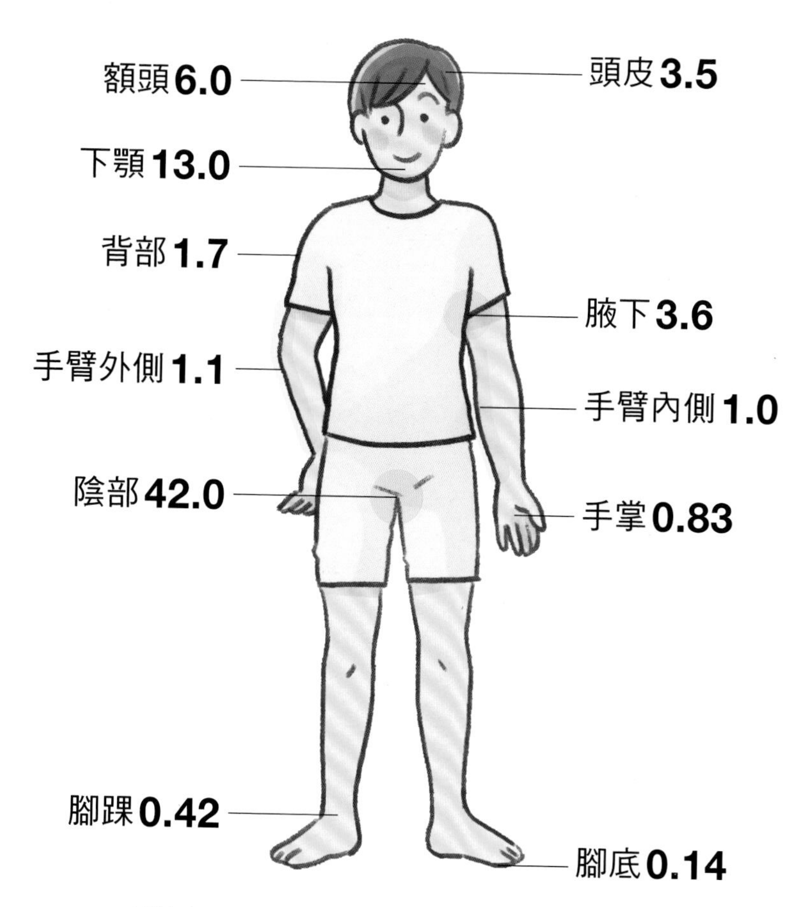

人體各部位對氫羥腎上腺皮質素的經皮吸收率

※整理自 Fledman RJ,et al;J Invest Dermatol. 1967;48:181-183

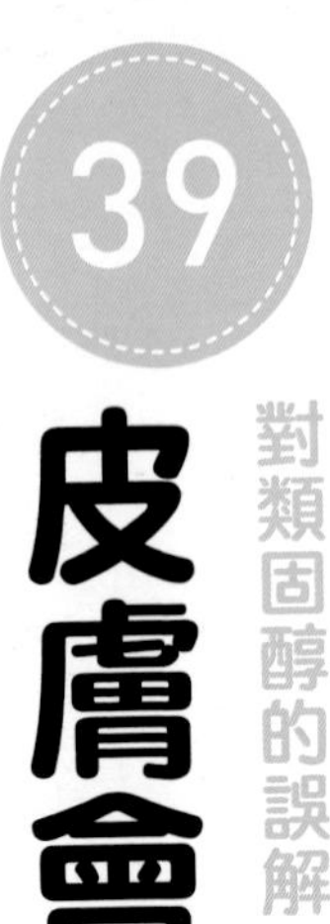

對類固醇的誤解 3

皮膚會變得暗沉

真正的原因其實是發炎過程持續過久

「使用外用類固醇會造成皮膚變得暗沉」也是一個很常聽到的說法，不過這當然是一大誤會。

皮膚之所以會變黑，是因為皮膚沒有經過適當治療，長期發炎所引起的，並不是外用類固醇的副作用。實際上，別說是副作用，類固醇甚至還有消炎、預防這類色素沉澱的效果。

其實色素沉澱是因為皮膚發炎、衣物摩擦、按摩等原因刺激到皮膚才會發生的。一旦皮膚受到刺激，表皮最深處的基底層中含有的黑色素細胞（Melanocyte）便會開始反應，製造出大量的黑色素。當黑色素沉積過多時，就會出現黑斑、色素沉澱等現象。

異位性皮膚炎患者的皮膚容易感到搔癢，比起健康的人來說更常搔抓皮膚；因此，會處在容易發生色素沉澱的狀態。

反過來說，只有盡早擦外用類固醇來抑制皮膚發炎、避免抓破皮膚，才能有效預防之後所發生的色素沉澱。

因為異位性皮膚炎而使皮膚變黑的機制

1 皮膚因為異位性皮膚炎而發炎

紅色皮膚

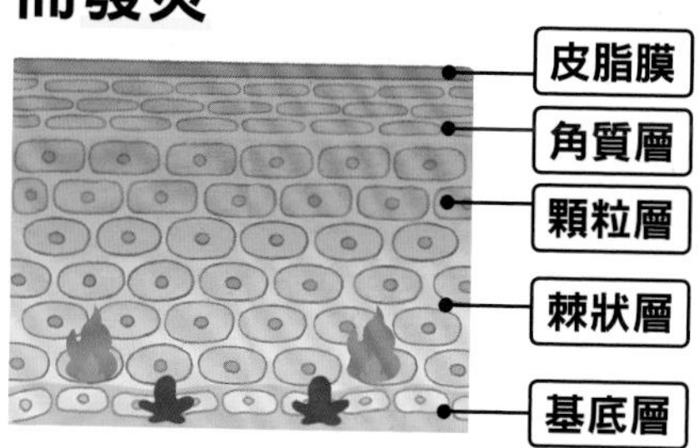

2 基底層的黑色素細胞製造過多的黑色素

紅黑色皮膚

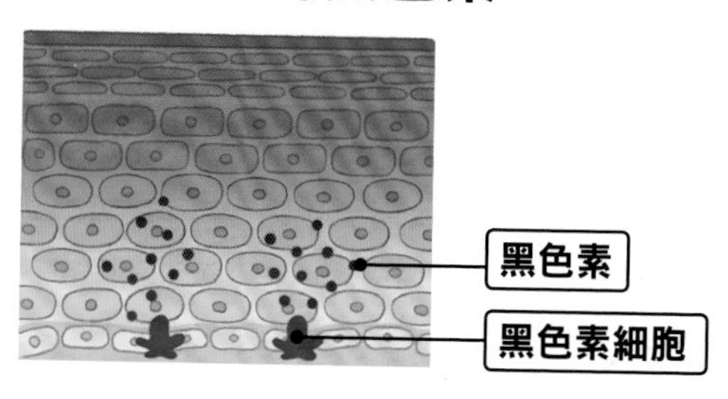

3 經過類固醇治療後，皮膚上的紅色褪去

4 色素沉澱變得明顯可見！

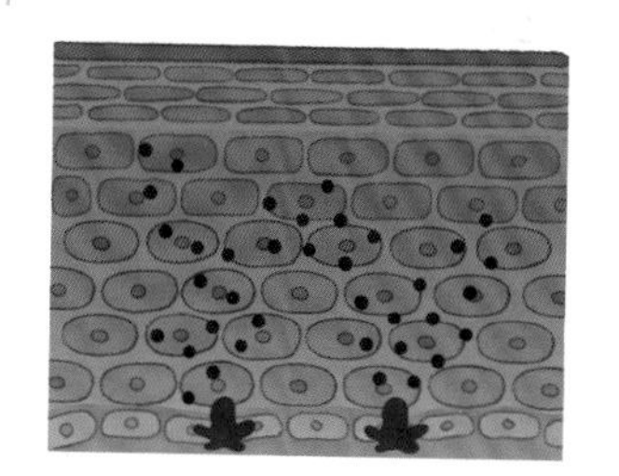

黑色皮膚

對類固醇的誤解 4

停用會引起病況反彈

正確使用就不會發生

「停藥後，病況會反彈變得更糟糕了，所以絕對不要使用類固醇」這也是一個嚴重的誤解。

外用類固醇的確可能出現病況反彈的情形，**但只會發生在患者突然擅自行停藥的狀況**；而對類固醇的不信任，通常是造成這種情況的主因。我在開立類固醇藥物時，一定會告訴患者：「如果對類固醇有疑慮，請務必先聯絡我們」。因為無論是電話還是面對面交談，只有仔細聆聽患者的話語、反覆進行說明，才能消除患者對類固醇的疑慮、恐懼，讓對方放心地接受正確的治療。

另外，對於討厭類固醇的患者，我也不會在初診時就建議使用類固醇來治療，因為我覺得勉強對方使用類固醇並不是正確的治療方式。我通常會說：「這次先學會保濕就好。不過因為人生苦短，如果讓身體一直處於搔癢狀況，那實在太可惜了！為了讓您能度過無癢人生，下次我會針對類固醇的正確使用方法進行說明」。如果這時對方的眼中閃現出光芒，那之後就能透過類固醇治療讓病情好轉！

會導致病情反彈的錯誤行為

擅自停藥

因為好轉了，那就別再擦藥了吧！
NG×
Bye Bye

藥量、次數都不遵照醫師的指示

擦很多，感覺很恐怖，少擦一點好了。

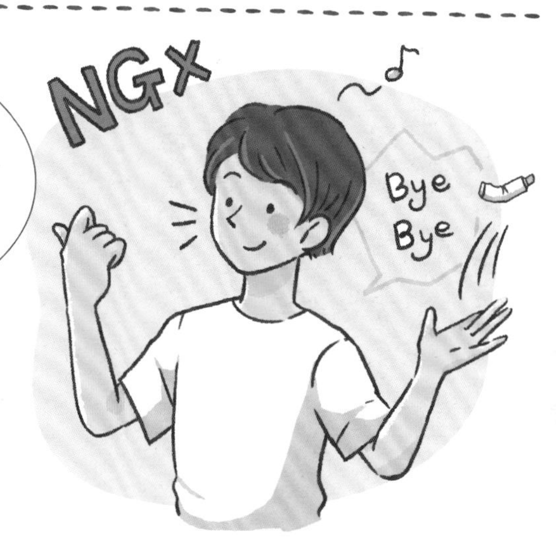

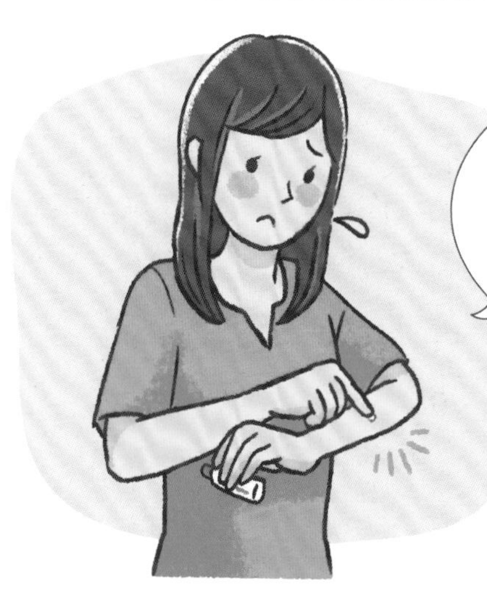

症狀始終無法緩解的治療方式現在就該停下來

積極預防型與被動反應型簡直是天差地別

外用類固醇的治療方式分為極力避免症狀復發的「積極預防型」，以及會不斷復發的「被動反應型」。

積極預防型治療即使在沒有症狀的時期，也會預防性的定期使用少量的外用類固醇，是能以最快速度實現症狀緩解的劃時代治療法。

相反地，被動反應型治療是只在肌膚狀態惡化時才會擦外用類固醇藥物。直到15年前，這仍是主流的治療方式。每天準時擦2次，好了之後就停藥，並以保濕維持肌膚狀態；然而，這種做法會使症狀不停地復發，完全看不見治療的終點。

為什麼一度消退的症狀又會再次復發呢？這是因為擦上外用類固醇的肌膚乍看之下已經消炎，但內部導致發炎的因素仍未完全解決，只要出現一個小契機，立刻又會引起發炎反應。就結果來看，被動反應型治療反而會讓患者長時間不間斷地使用外用類固醇，於是才會產生「不能停、會反彈」的誤解。

積極預防型VS被動反應型

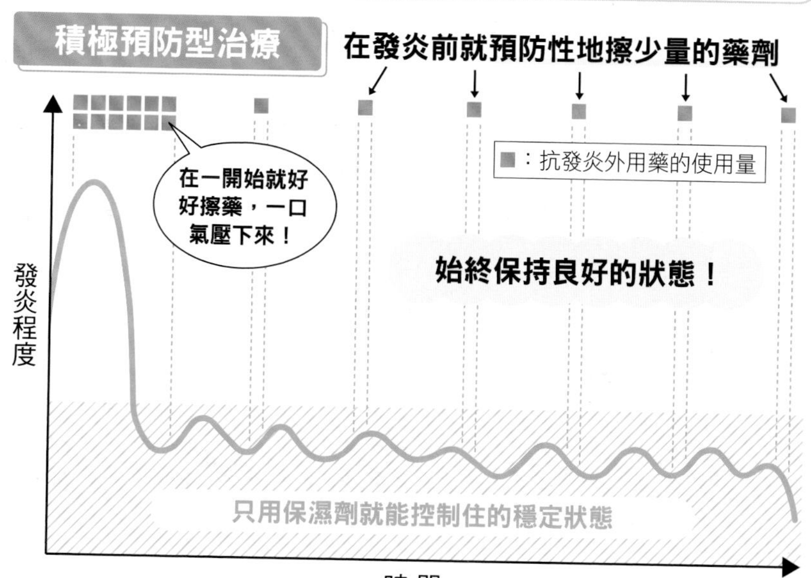

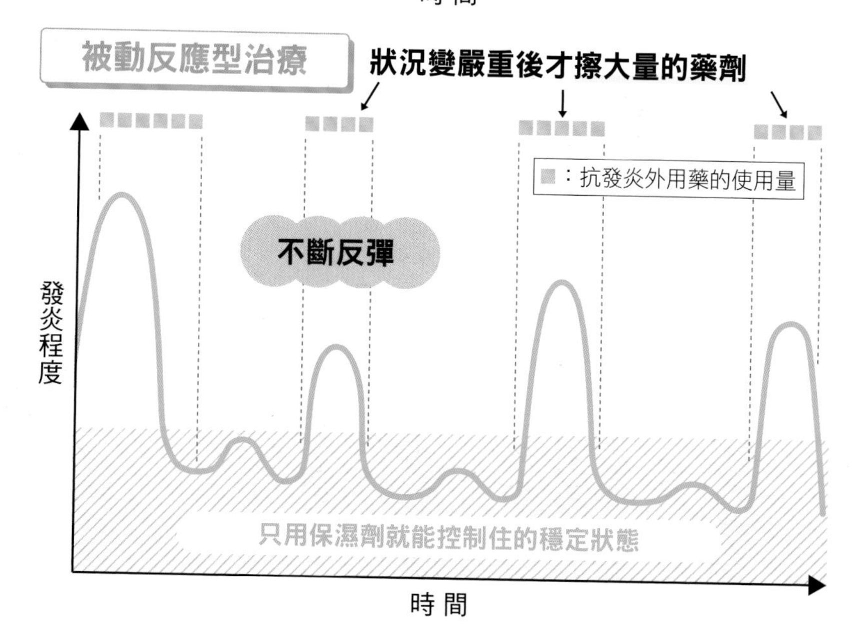

這就是異位性皮膚炎的必勝治療法！

積極預防型治療是種定期使用類固醇來維持良好狀態的方法

積極預防型治療的關鍵字是「早期消炎」。在治療的初期階段就擦抹用量充足的外用類固醇，一直擦到發炎消退、肌膚變得光滑為止。這在醫學上稱為「緩解誘導期」（Remission Induction）。

之後即使症狀看起來好轉了，但由於發炎因素還殘留在肌膚內部，因此還是要繼續定期擦類固醇。**這時的重點在於，之前發炎過的部位都要擦抹類固醇。**

像這樣在復發前就預先擦藥來避免症狀惡化的方式，在醫學上稱為「維持治療」。就算再次發生發炎反應，程度也都相當輕微，只要用少量的藥物或是藥效較弱的藥物就能控制住。

或許有很多人會對於沒有症狀卻要擦藥這件事情感到抗拒，但**這麼做確實可以減輕用藥量與強度。就結果而言，用到的類固醇會比被動反應型治療少，卻又可以達到緩解病況的效果。**與其採用受迫性的被動反應型療法，還請各位選擇先下手為強的積極預防型治療，以最短路徑到達緩解狀態吧！

積極預防型治療的詳細做法

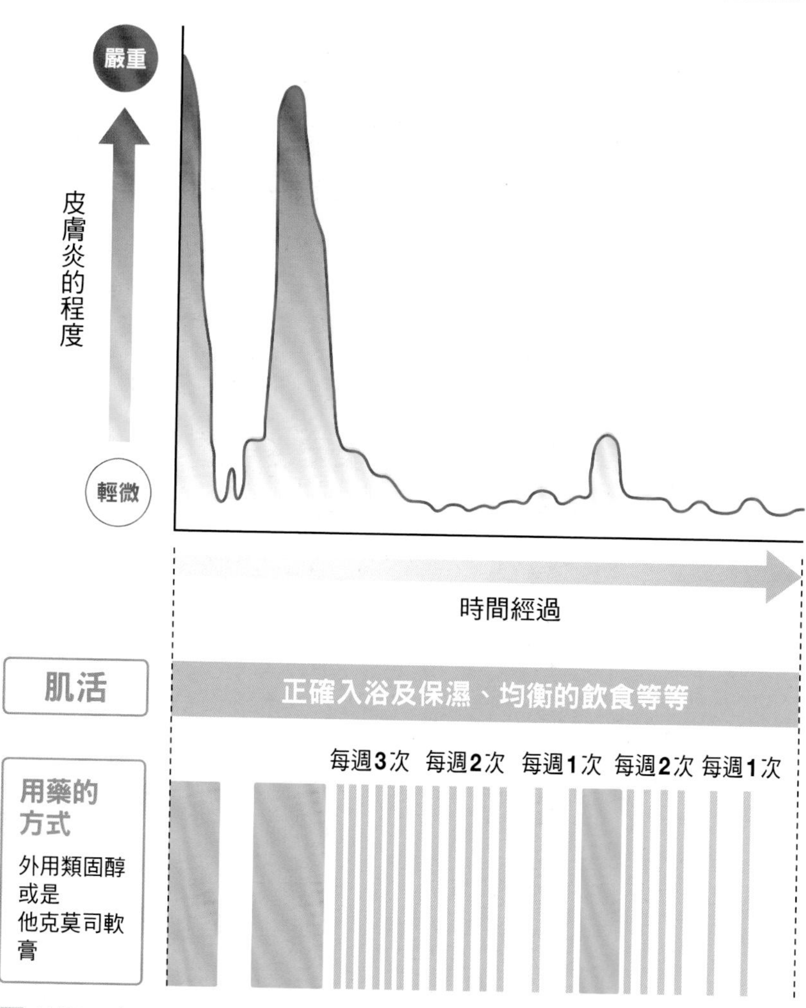

- 清潔肌膚，每天不間斷地全身塗抹保濕劑。
- 遵循1指尖單位（參照P99）的原則，仔細擦上外用類固醇或他克莫司軟膏＋保濕劑。
- 即使症狀輕微，但只要出現過濕疹的部位都擦上一層薄薄的外用類固醇或他克莫司軟膏，每週1～3次。

43

類固醇外用藥的使用7原則

使用類固醇的考量點：強度、次數、用量、部位及時期

我在開立外用類固醇時，一定會請患者配合實行左頁所記載的7個原則。

尤其是用量，這是與效果直接相關的重點。**一般的建議使用量為「長度從食指指尖到第一關節的類固醇＝可塗抹兩個成人手掌的面積」，這個量稱為1FTU（指尖單位）。**

此外，我也會告訴異位性皮膚炎患者，皮膚外表與皮膚內部的症狀範圍不一定是一致的；**因此，即使發炎情況看起來很輕微的部位也要仔細擦上藥膏。**

在初期的治療階段是否能快速消炎，是治療異位性皮膚炎的重要關鍵，所以有時候會一開始就使用藥效較強的外用類固醇。不過這段期間大多只有1個星期，再怎麼嚴重的患者也頂多擦2個星期就足夠了。

開立外用類固醇的醫師責任重大，我們也都謹記在心，開立藥物時必定再三考量。醫師必須仔細了解患者狀況，並請患者學習與療法相關的知識，這樣才能實現效果超群且又沒有副作用的類固醇治療。

類固醇外用藥的使用7原則

1. **類固醇的藥效強度、次數、用量、使用部位及使用時期都一定要依照醫師的指示來使用。**
2. **定期回診並接受醫師的指示。在家也要觀察症狀變化，可以的話盡量做筆記，看診時再告知醫師。**
3. **務必向醫師或藥劑師確認開立的外用類固醇藥效有多強。有所變更時也要再次確認。**
4. **即使搔癢感或發炎消退了，也不要自行停藥。**
5. **除了已經發炎的地方外，症狀看起來很輕或是曾經發炎但現在已經消退的部位也都要擦上藥膏。**
6. **不使用別人給的外用類固醇，也不要拿給別人用。**
7. **使用市售的外用類固醇前請先諮詢主治醫師。**

1FTU（指尖單位）

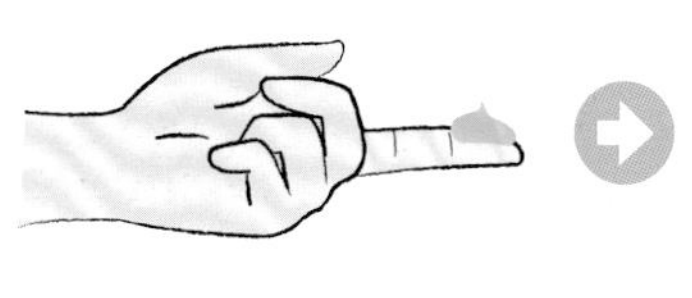

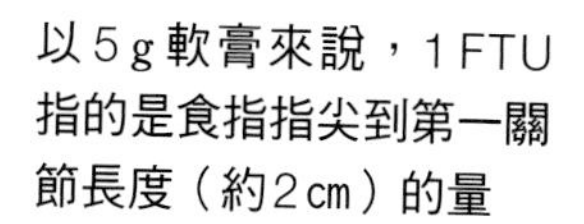

以5g軟膏來說，1FTU指的是食指指尖到第一關節長度（約2cm）的量

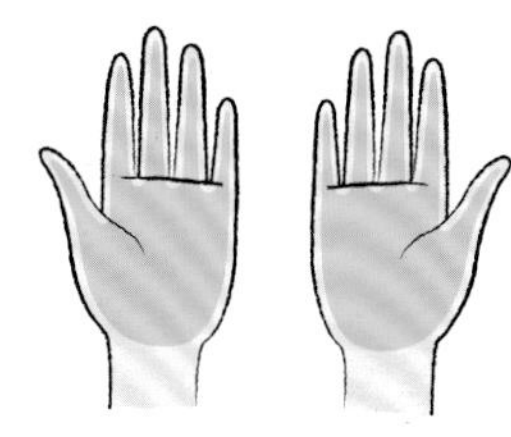

1FTU為塗抹兩個成人手掌大小的最適當量（0.5g）。

同時使用外用類固醇及保濕劑時，請依照潤濕劑→類固醇→保護劑的順序來塗抹！

事先了解類固醇外用藥的等級

要使用什麼類型的類固醇由醫師決定

在日本會依其藥效強度將外用類固醇分為5個等級，由強到弱分別是：最強、非常強、強、普通，以及弱。該使用哪種等級的類固醇，必須由醫師依照患者當下的症狀與生活背景等條件來決定。

雖然**了解藥物的藥效強度相當重要**，但僅憑網路搜尋的結果來衡量，卻是件相當危險的事。由於網路資訊可能出現錯誤，所以直接詢問主治醫師或藥劑師是最正確，也是最安全的方式。

近年來在異位性皮膚炎的治療上，一種稱為安藥類固醇（Antedrug Steroid）的藥物已成為主流。當安藥類固醇在使用的部位上產生活性後，會被身體迅速吸收，其作用會迅速減弱且不再具有類固醇的特性，最後分解成無副作用的物質。這對全身都出現濕疹必須塗抹大量藥劑的人，或是嬰兒、孕婦、哺乳期的婦女等尤其適用，我自己也都開立這種幾乎沒有副作用的安藥類固醇給上述群體。

日本的外用類固醇的強度等級分類

濃度	成分（商品名）
最強（Strongest）	
0.05%	Clobetasol Propionate（商品名：Dermovate）
0.05%	Diflorasone Diacetate（商品名：Diflal、Diacort）
非常強（Very Strong）	
0.1%	Mometasone Furoate（商品名：Fulmeta）
0.05%	Betamethasone Butyrate Propionate（商品名：Antebate） ★
0.05%	Fluocinonide（商品名：Topsym）
0.064%	Betamethasone Dipropionate（商品名：Rinderon DP）
0.05%	Difluprednate（商品名：Myser） ★
0.1%	Amcinonide（商品名：Visderm）
0.1%	Diflucortolone Valerate（商品名：Texmeten、Nerisona）
0.1%	Hydrocortisone Butyrate Propionate（商品名：Pandel） ★
強（Strong）	
0.3%	Deprodone Propionate（商品名：Eclar）
0.1%	Dexamethasone Propionate（商品名：Methaderm）
0.12%	Dexamethasone Valerate（商品名：Voalla）
0.1%	Halcinonide（商品名：Adcortin）
0.12%	Betamethasone Valerate（商品名：Betnevate、Rinderon V）
0.025%	Fluocinolone Acetonide（商品名：Flucort）
普通（Medium）	
0.3%	Prednisolone Valerate Acetate（商品名：Lidomex） ★
0.1%	Triamcinolone Acetonide（商品名：Ledercort）
0.1%	Alclometasone Dipropionate（商品名：Almeta）
0.05%	Clobetasone Butyrate（商品名：Kindavate）
0.1%	Hydrocortisone Butyrate（商品名：Locoid） ★
0.1%	Dexamethasone（商品名：Glymesason、Eurason）
弱（Weak）	
0.5%	Prednisolone（商品名：Prednisolone）

★為安藥類固醇

來源：日本皮膚科學會異位性皮膚炎診療指引2018

能駕馭夜晚的人，才能控制異位性皮膚炎！

讓人放鬆的夜晚才更需要做準備，以應對不斷增強的搔癢感！

多數的異位性皮膚炎患者在白天苦於持續不停的微弱搔癢感，到了晚上則感受到強烈的搔癢感。這樣的現象與身體的自律神經關係密切。

自律神經是人體中一種無法以意識控制，用以調節心跳、消化及呼吸等重要功能的神經系統。自律神經分為：交感神經（緊張、興奮時佔據優勢），以及副交感神經（放鬆、睡眠時佔據優勢）兩種。

目前已發現**急促地在交感神經與副交感神經之間做切換，或是優勢情況嚴重偏向某一邊時，搔癢感可能會更加強烈。**

當夜晚要進入睡眠時，需要副交感神經佔主導地位，所以皮膚變癢是無可奈何的事。

因此，**如何做到睡覺時不會抓破皮就是關鍵所在。**首先，在睡覺前請務必做好保濕，這麼一來就能大幅減輕睡眠時的搔癢感。請主治醫師開立止癢的口服藥也是一種方法。另外，我也建議把指甲剪短以免抓傷肌膚，或是戴著布手套睡覺也可以。最後，睡覺前在床上滑手機會降低睡眠品質，使搔癢變得更嚴重，還請不要這麼做。

就寢前的1分鐘搔癢對策

1 充分保濕

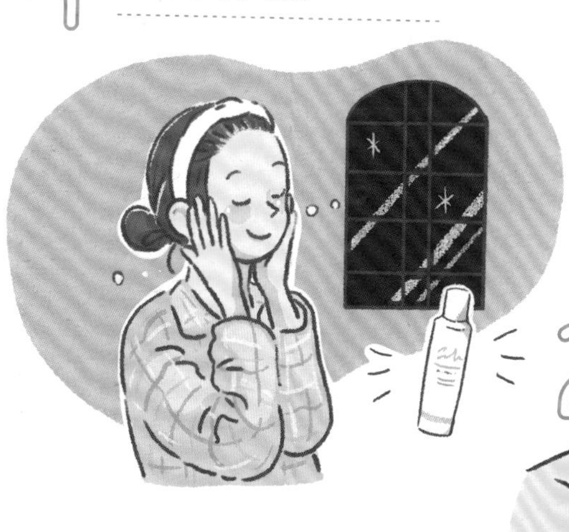

2 剪短指甲

3 為避免抓傷肌膚 戴上布手套

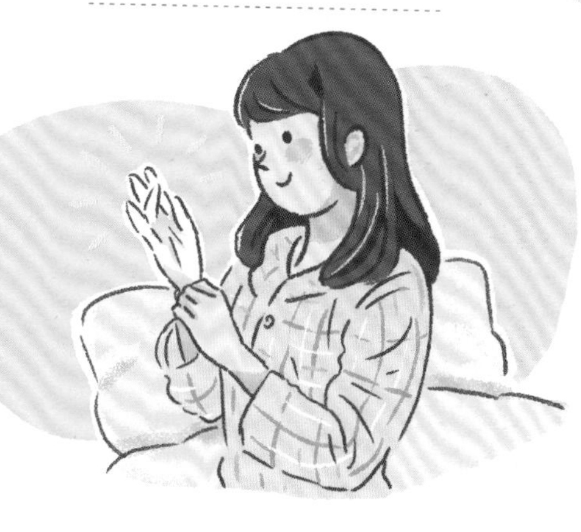

還有改善手部粗糙的
雙重效果♪

濕敷療法讓你晚上睡得又沉又安穩！

提高保濕效果，促進藥物吸收

對於晚上睡覺時怎麼也無法改善抓癢行為的人，我建議可以採用「濕敷療法」，會用到由特殊絲綢及具伸縮性的纖維所編織成的管狀專用繃帶。

一開始先配合患部裁剪2條長度適中的乾淨濕敷繃帶，將其中一條放到溫水或熱水中浸濕。接著在患部塗上外用藥，然後把浸濕的繃帶套到患部上，再套上那條乾的繃帶就可以了。這個方法有以下4個優點：

❶ **可以獲得冷涼感，減輕搔癢的感覺。**

❷ **繃帶包住肌膚，可預防手指抓傷。**

❸ **促進皮膚上的藥劑快速滲透**

❹ **獲得保濕效果**

提高藥物的吸收力就能以更少的劑量、更低的藥效獲得更好的效果。

除了手臂及雙腿外，濕敷療法也能用在手掌、身體及臉部，請在醫師的指導下進行操作。

防止睡眠中抓傷皮膚的濕敷療法

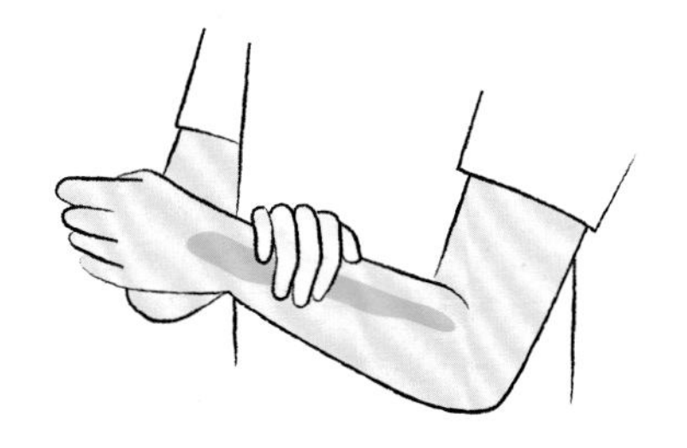

在患部塗上外用藥

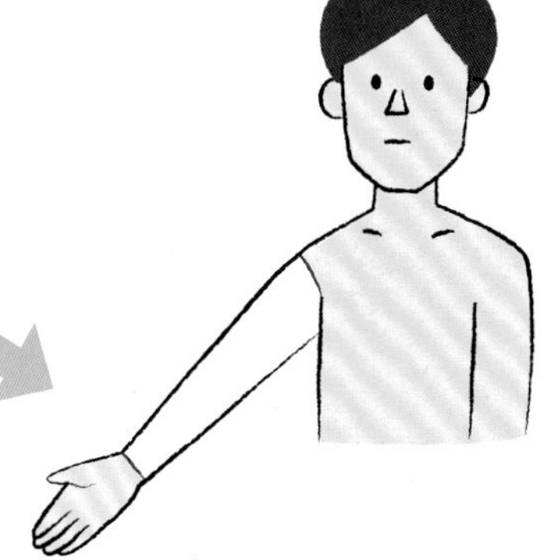

套上用溫水浸濕的
管狀專用繃帶

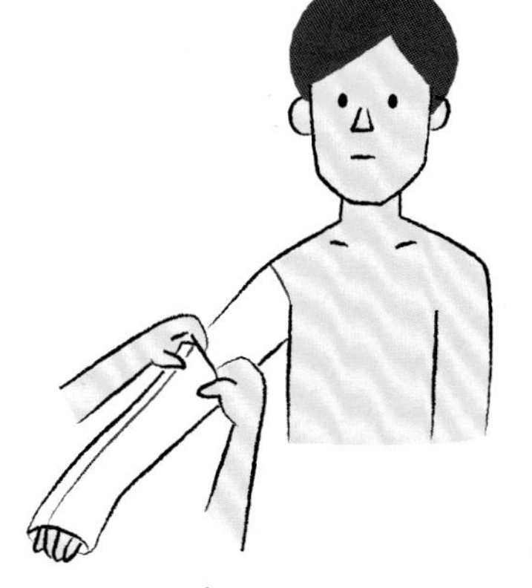

再套上一層
乾的繃帶

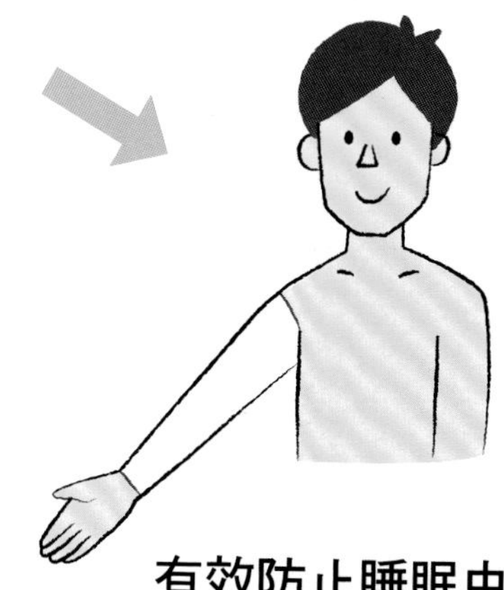

有效防止睡眠中
抓傷肌膚

可以透過漢方藥減少類固醇的使用！

多加一劑漢方藥，是對付搔癢感的有效療法

在本診所，有時候會對異位性皮膚炎患者開立漢方藥。

過去我曾在富山醫科藥科大學（現：富山大學）的附設醫院裡埋首於搔癢治療的研究中，當時的我陷入瓶頸，發現「即使擁有最尖端的醫療技術，但若僅憑西方醫學實在無法完全消除患者的搔癢感」。

很幸運的是，當時富山醫科藥科大學也附設有「和漢藥研究所」，研究以漢方為主的生藥，是日本最頂尖的研究機構，也是學習東方醫學的絕佳環境。因此，我立刻便同時藉由東、西方醫學這2種完全不同的途徑，探索治療搔癢的最好方法。**令我吃驚的是，比起只靠西方醫學，加上東方醫學後復發的比率竟大幅下降了！**此外，併用漢方藥的患者**從開始治療後的16週就能減少外用類固醇30％的用量，病況可說是進步神速。**而且漢方藥還改善了眼鼻等部位的過敏情形，減輕疲勞與乏力等皮膚病以外的症狀。我從併用漢方藥的治療方法中，感受到無比的潛力！

西方醫學與東方醫學的差異

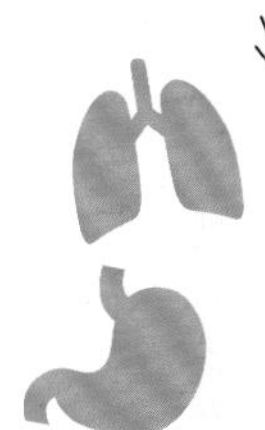
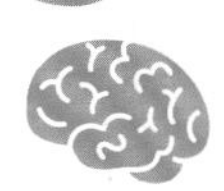

擅長精準打擊

［西方醫學］

針對身體的症狀進行排除
（微觀，對症治療）

- 使用類固醇抑制特定部位的發炎
- 減輕搔癢感

擅長滋養全身

［東方醫學］

不只是患部，也會觀察全身及體質，調節並治療整個身體的平衡（巨觀，改善身體狀況）

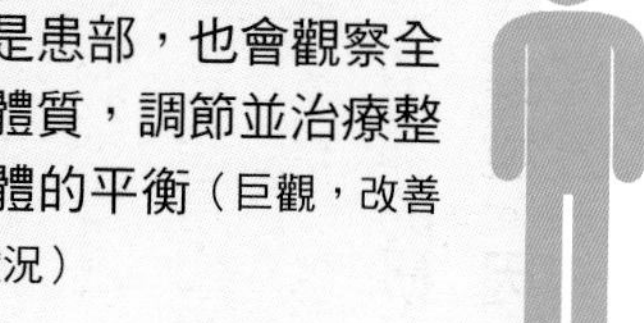

- 調理身體狀況，改善全身的肌膚狀態
- 減輕搔癢感

雙重消炎！

異位性皮膚炎

雖然很常聽到「漢方藥能改變體質」這樣的說法，但所謂體質也就是每個人遺傳上的特質，這是無法靠漢方藥改變的。不過，使用漢方藥可以在改善整個身體的狀況下，連帶減緩皮膚症狀！

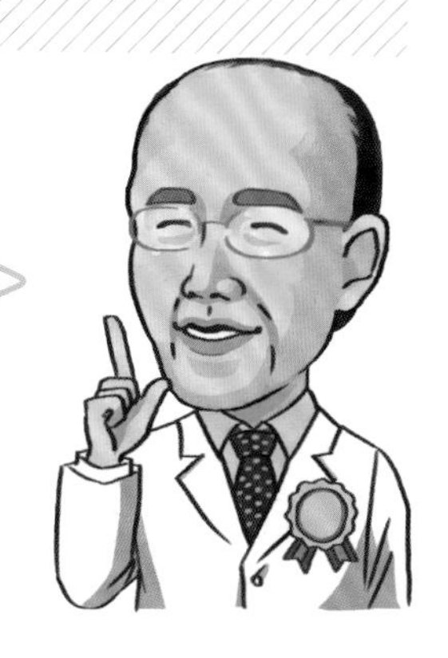

48 適合自己體質的漢方藥就這麼選！

↓醫師會透過全身症狀、體質及當下的身體狀況開立漢方藥

異位性皮膚炎的成因複雜、多樣、彼此會相互作用。對這種原因尚不明瞭的疾病，東方醫學的治療方式能發揮強大的功效。

東方醫學認為皮膚狀態與內臟有著密切的關聯，甚至有「皮膚是內臟的鏡子」的說法。在東方醫學的思維中，不只是皮膚症狀，還會同時觀察臉上是否會發熱、容易疲勞等全身各處的症狀，再搭配患者體質、體力、身體狀況等，進行綜合判斷後再開立漢方藥，藉此逐漸消除各種症狀。話雖如此，西方醫學與東方醫學都各有其優缺點，哪一邊更好無法一概而論。而我認為，**西方醫學與東方醫學應該是彼此互補的關係。**

面對具有以下特徵的異位性皮膚炎患者，通常我會建議合併使用漢方藥來治療。

1. 病症不斷復發，外用及口服藥的療效不太理想的人。
2. 擔心長期使用抗發炎外用藥（類固醇等）會造成嚴重副作用的人。
3. 極力避免使用外用類固醇的人。

推薦用於治療異位性皮膚炎的漢方藥

以下是我從超過5,000名異位性皮膚炎患者的紀錄中推導出的獨家漢方藥處方範例。由於大多數的漢方藥若不配合本人體質及症狀來開立是無法完全發揮藥效的，因此，需要有一把衡量體質的「尺」。在漢方醫學中，這把尺稱為「證」，而「證」主要又分為虛、實兩種。

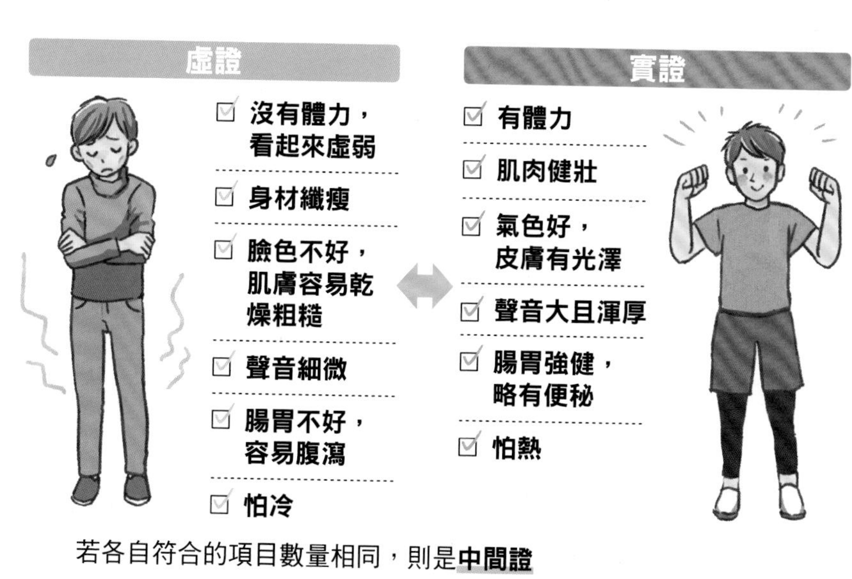

若各自符合的項目數量相同，則是**中間證**

皮疹狀態	虛證	中間證	實證
乾巴巴的	① 防已黃耆湯 ② 當歸飲子、四物湯	① 溫清飲 ② 溫經湯、小建中湯	① 十味敗毒湯 ② 黃連解毒湯
水水的	① 治頭瘡一方 ② 真武湯	① 消風散 ② 小柴胡湯、黃連解毒湯	① 越婢加朮湯 ② 大柴胡湯、白虎加人參湯

①表示第一優先方劑，②為第一優先方劑無效時的第二優先方劑

若希望醫師開立漢方藥，那麼務必先諮詢了解至今的皮膚症狀、體質、身體狀況及治療過程，最好也是精通漢方藥的熟識醫師，並在醫師的指導下服用藥物。

Delgocitinib外用藥

期待了約20年的新外用藥

引起異位性皮膚炎的搔癢機轉中，與一種「促炎性細胞激素」的蛋白質有密切關聯性。

促炎性細胞激素一旦與皮膚細胞的表面受體結合後，就會透過受體上的ＪＡＫ激酶（Janus Kinase）將信號傳導至細胞核，引起發炎反應，而使異位性皮膚炎惡化。

Delgocitinib是受到萬眾期待，能改善異位性皮膚炎的外用藥新選擇。它可以選擇性地阻礙細胞內的ＪＡＫ，防止促炎性細胞激素的刺激傳到細胞核，如此一來便能有效抑制發炎現象，減緩異位性皮膚炎的惡化。

以同樣的機制發揮功效的Baricitinib口服藥，也在２０２０年12月適用於日本的※保險了。同樣是阻斷促炎性細胞激素受體的Nemolizumab注射劑，目前的最終臨床試驗已經成功了，預計近幾年便能取得許可。

新藥物的研發可謂日新月異，接下來還會有更多新藥可供選用，期待未來的醫療能大幅減輕異位性皮膚炎患者的搔癢感。無癢人生必會實現，還請各位絕對不要放棄！

※只有滿足一定條件的登記醫療機構可以開立。

Delgocitinib的作用示意圖

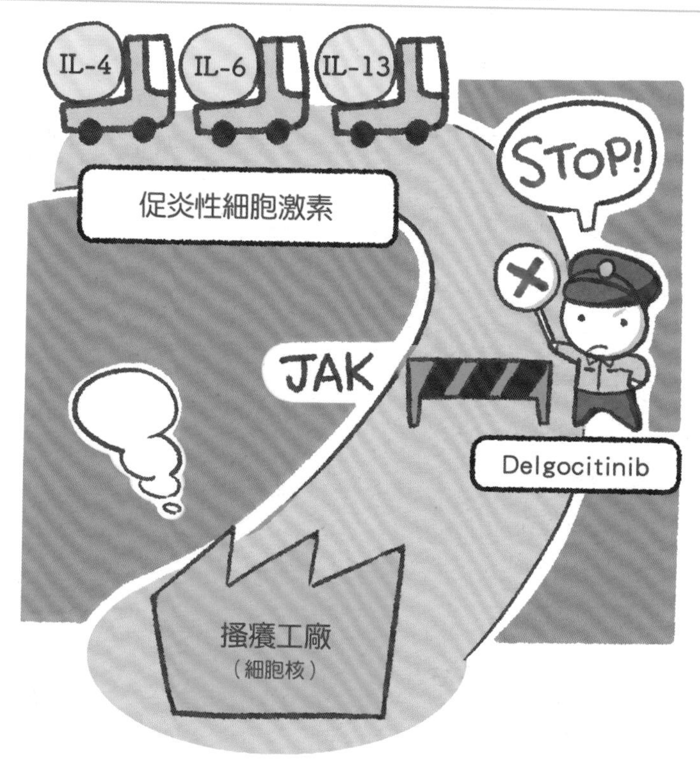

若要對Delgocitinib外用藥的機制進行比喻的話，那就像在生產搔癢的工廠（細胞核）前方，將運送原料（促炎性細胞激素）的卡車阻擋在JAK路口前，禁止卡車通行。由於原料送不進去，所以工廠也就無法生產「搔癢」了！

用法 成人每天抹擦2次

2021年1月正在進行2歲以上16歲以下小兒異位性皮膚炎患者的臨床試驗，今後可期待能適用於兒童身上。

50

異位性皮膚炎治療的最前線 ②

注射Dupilumab

中重症的曙光。能減輕早期的搔癢感

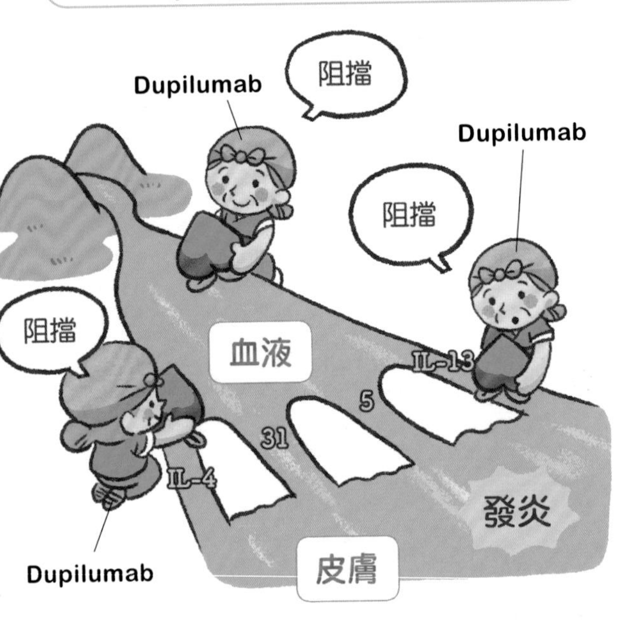

對於無法從現存的治療法中取得效果的15歲以上中症～重症患者，**Dupilumab**是已經獲得許可的注射劑。

此藥能阻攔促炎性細胞激素中的IL-4與IL-13，抑制發炎現象，防止皮膚的保護功能下降。

此外，IL-4還與製造細胞激素的細胞分裂有關，因此，Dupilumab還具有直接減少細胞的雙重效果。

自2019年5月起，也已經開放自我注射的治療。

第4章

不用再受搔癢之苦 享受充實人生的方法

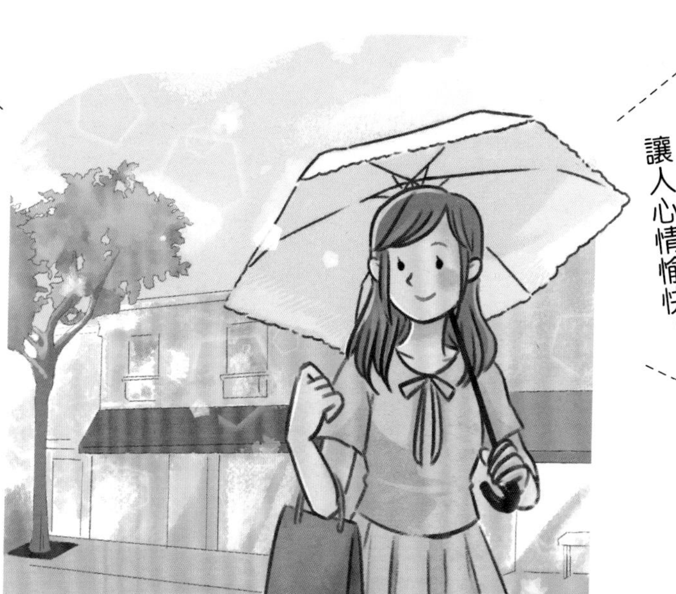

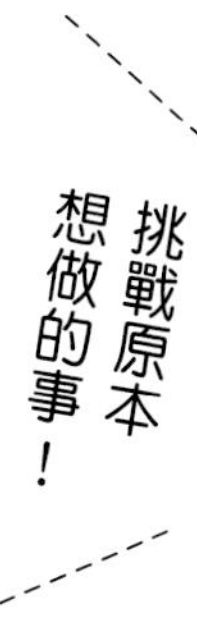

就算有異位性皮膚炎也能化妝！

化妝有提振心情、讓人積極向上的效果

這是前一陣子的事了。某位長年苦於異位性皮膚炎的女性患者在前來本診所看診時，曾向我這麼訴說：

「醫生，我想要化妝！」

我大吃一驚。我這時才發現，原來真的有患者會被醫師告誡，因為化妝品的成分會導致症狀惡化或進一步引發接觸性皮膚炎，所以患有異位性皮膚炎的人不應該化妝。

即使是患有異位性皮膚炎或青春痘等皮膚疾病，**但我也會告訴任何患者，只要遵守幾個要點，選擇刺激少的化妝品並使用乾淨的化妝刷或化妝綿，那麼就算化妝也沒關係。**

我之所以建議患者可以化妝，是因為即便皮膚問題造成臉部發紅，但只要擦上粉底讓肌膚看起來乾淨、漂亮，就可以降低對外出的抗拒感。透過化妝來隱藏皮膚問題，可以讓心情變得更加愉快、積極，這麼一來一定能為心理層面及身體上帶來良好的影響。

患者完全沒有必要忍受不化妝的苦楚。只要選用適合的產品，並獲得醫師的建議，便可自由自在地化妝了。

化妝時的注意事項

- **避開發炎嚴重的部位**
（進行重點式化妝）

- **避免使用刺激性較強的化妝品**
（詳情請參照P117）

- **回家後盡快卸妝**

- **不要用化妝刷戳肌膚，並選擇對肌膚刺激較少的類型**

- **勤加清洗化妝刷保持整潔，化妝綿等使用一次就換**

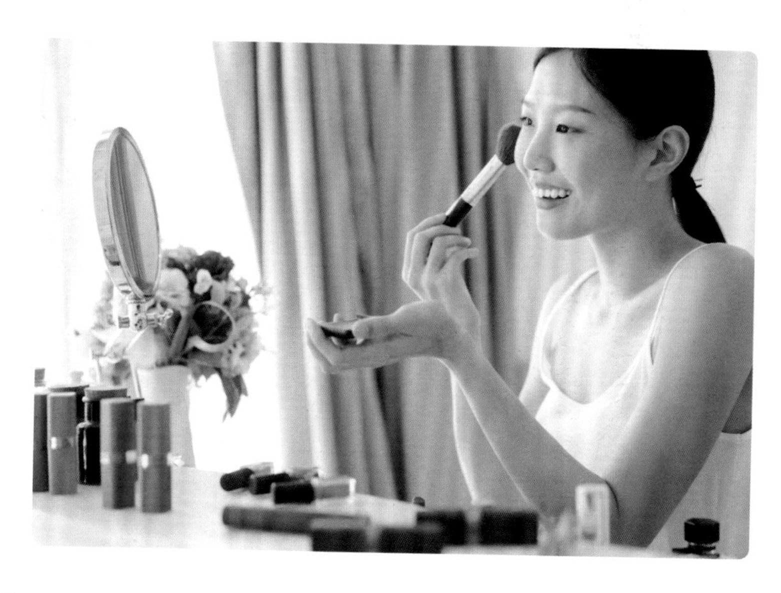

52

最好選用這些成分的化妝品！

選擇化妝品前先試看看樣品或試用品

容易發癢的肌膚可細分為敏感肌（乾燥肌）與脆弱肌兩種。

敏感肌容易乾燥、粗糙，並因為過敏而發癢；脆弱肌則是指容易因為碰觸而發炎、對刺激抵抗力很弱的肌膚。化妝時，尤其是脆弱肌的人，很可能會因為化妝品的成分而引發皮膚炎，所以必須在醫師的指導下謹慎選用適當的產品。盡量避免使用刺激性很強的酒精或胺基甲酸酯的化妝品。

對於在我的診所內購買護膚產品的患者，我一定會請對方先試用完1瓶樣品，確認使用中是否有刺痛、乾燥、搔癢或熱辣感等不舒服的感覺後，再請醫師挑選適當的產品。即便是購買市面產品時，也請各位先運用試用品或樣品，若覺得不舒服就不要購買。

無論肌膚是屬於哪一種類型，都可能發生使用多年的化妝品在某天突然出現不舒服或引發過敏的情況。請不要認為「一直都在使用的產品」就是安全無虞的。

應避免使用的化妝品成分

對羥基苯甲酸酯 礦物油 矽靈 胺基甲酸酯 香料

合成色素 酒精 紫外線吸收劑

建議使用的化妝品成分

腦苷脂 高麗參根萃取物

甘草酸二鉀 酵母精華 玻尿酸鈉

黑糖精華 荷荷巴油 硬脂醇甘草亭酸酯

角鯊烷 銀耳多醣體

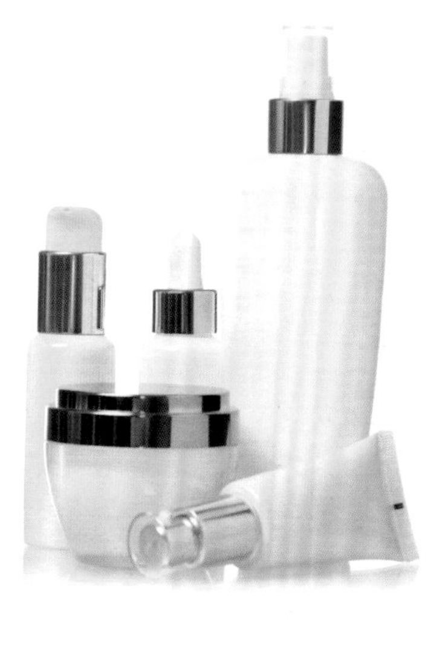

肌膚脆弱者的樣品運用法

由於肌膚狀態會隨時間而變化，化妝品有時候適合有時候不適合（生理週期的膚質常會有極端的變化）。因此，試用重點在於要相隔一段時間！

[若拿到3次份的試用品]

每隔兩週試用一次，再將感覺告訴醫師。

[若拿到7天份的試用品]

先連續5天早晚使用，接著每隔兩週用一天，再將感覺告訴醫師。

最需要小心的是卸妝！

擦取式的絕對不行！去角質凝膠也不要！

保持美肌的關鍵在於卸妝。

基本原則是早上化了妝，晚上回到家就應該盡快把妝卸掉。**無論是卸妝霜、卸妝乳、卸妝油還是卸妝凝膠等，都可以當成卸妝產品來使用。**如果想減少洗臉次數，盡量減輕對肌膚的摩擦，那就選擇無須重複洗臉的清潔型卸妝產品。

若優先考量的是對肌膚的溫和程度，那麼我推薦選用不含界面活性劑的橄欖油、荷荷巴油或角鯊烷油來代替卸妝產品。

卸妝的重點是盡量不要太用力。輕輕撫摸肌膚，把卸妝劑抹開，再用溫水仔細清洗，並注意是否有殘留。

順帶一提，擦取式的卸妝方法恐怕會因為摩擦而損傷肌膚，含有大量界面活性劑的也可能對肌膚造成強烈刺激，還是盡量避免。

最後，別忘了卸妝後要立刻進行保濕。

卸妝的3個重點

不要摩擦

不要摩擦肌膚以免造成刺激。眼睛周圍尤其敏感，因此防水睫毛膏等可用專用卸妝液，盡可能地輕柔卸掉。

不要用太多

雖然用量太少會造成妝卸不下來，變成要用力摩擦肌膚。但用量太多也會去掉肌膚上的皮脂膜，助長乾燥情況的發生。請仔細閱讀商品說明，以最適當的用量來卸妝。

立刻保濕

卸妝後要立刻保濕。為了補充肌膚內部不足的水分，並防止水分從肌膚表面蒸發，必須同時使用濕潤劑與保護劑。

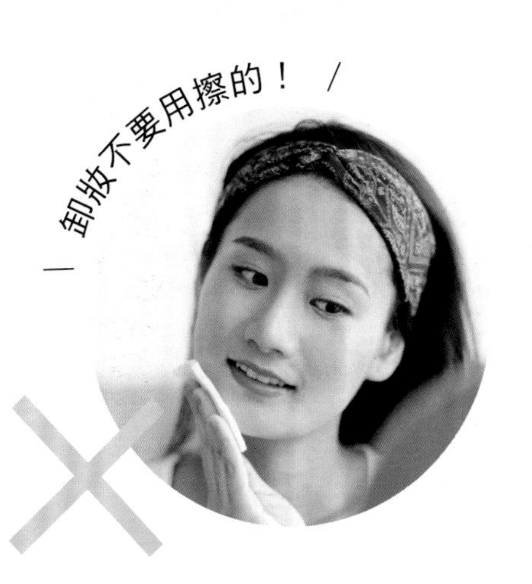

除非是在皮膚科醫師的診斷下進行化學性去角質，否則還是遠離容易傷害肌膚的去角質凝膠或去角質按摩吧！

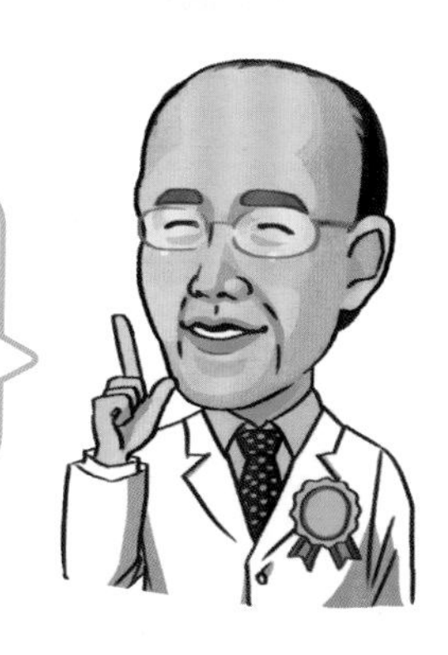

一年四季都要塗防曬乳

一年四季都有紫外線

不只是夏天，一年四季包含秋冬也都有紫外線，因此最好還是一整年都擦防曬乳。另外，也不只有晴天才有紫外線的，陰天的紫外線量也有晴天的6成左右，雨天約3成。再加上紫外線會穿過玻璃，所以就算是在照不到陽光的室內也應該要塗抹防曬乳。

紫外線主要分為波長較長的UVA（紫外線長波）及波長較短的UVB（紫外線中波）2種。雖然波長越短對生物的影響越強，不過波長越長就越能深入肌膚內層，UVA甚至能穿透到表皮底下的真皮層。真皮內含有膠原蛋白、彈性蛋白、玻尿酸等保持肌膚彈性的成分，**UVA會使這些成分變質，造成皺紋及鬆弛。**

UVB則能給表皮帶來傷害，對皮膚的作用非常強，肌膚之所以會紅到像是燙傷，便是UVB所引起的發炎狀態。在這之後黑色素會沉澱會使皮膚變成褐色，形成斑點或雀斑。防曬乳的挑選方法將在下頁進行解說。

紫外線對肌膚的傷害

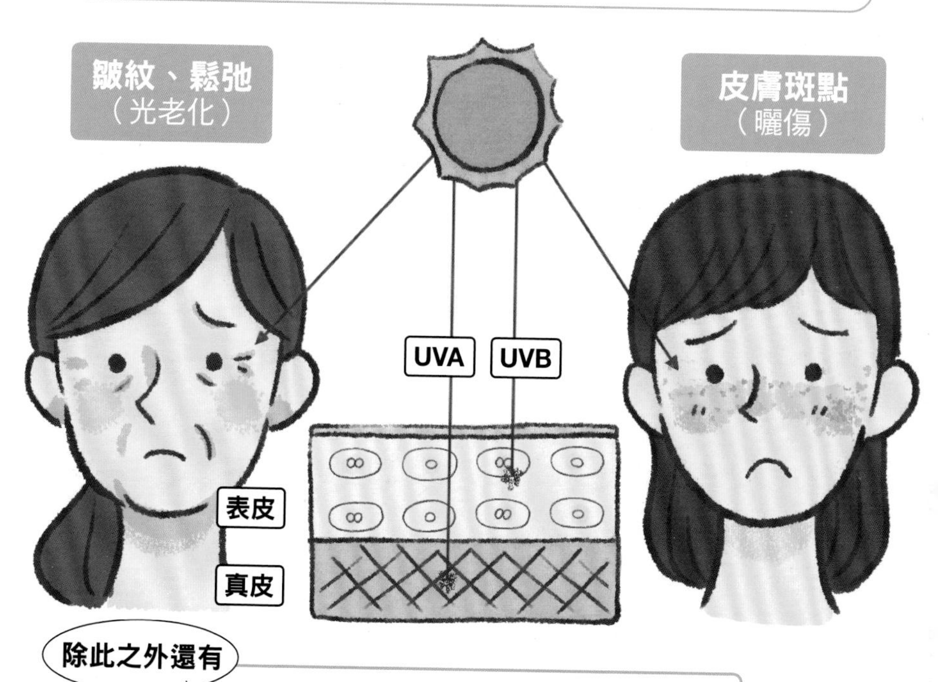

除此之外還有

・免疫力降低　・皮膚癌風險

東京的全年紫外線變化圖

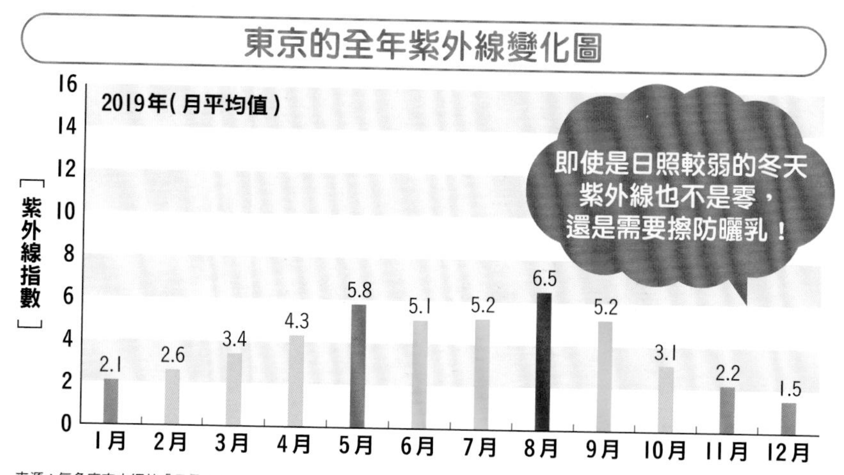

來源：氣象廳官方網站「日最大紫外線指數的全年變化圖」（東京，2019年）

聰明的防曬乳挑選、塗抹法

考量TPO選擇防曬乳

防曬乳可分為散射劑與吸收劑2種類型。散射劑就像在皮膚上蓋上一層紗，可以反射、散射紫外線。吸收劑則是透過吸收紫外線，將其轉換成熱能來達到防曬的目的。散射劑能應付UVA及UVB，吸收劑則能有效吸收UVB。部分人士會因為吸收劑而引發接觸性皮膚炎，**所以肌膚脆弱的人請選擇散射劑類型**。防曬乳上標示的SPF與PA是紫外線的防護指標。SPF是對UVB，PA是對UVA的保護力。不過，並不是數值越高就越好。如果是敏感肌或是有發炎症狀的人，只看數值挑選，反而會造成肌膚過多的負擔，說不定還會引發各種肌膚問題。請參考左頁的表格，依照TPO（時間、地點、場合）來挑選適當的產品。

最後，**請務必從早上就開始擦防曬乳，就算是發炎處也要仔細塗抹。擦的順序是濕潤劑↓外用藥↓保護劑↓防曬乳。**可以的話每2個小時就補擦一次。夏天因為流汗，最好把補擦時間再縮短一些。回家後以洗沐用品仔細沖洗乾淨。

以防曬對策對抗紫外線守護肌膚

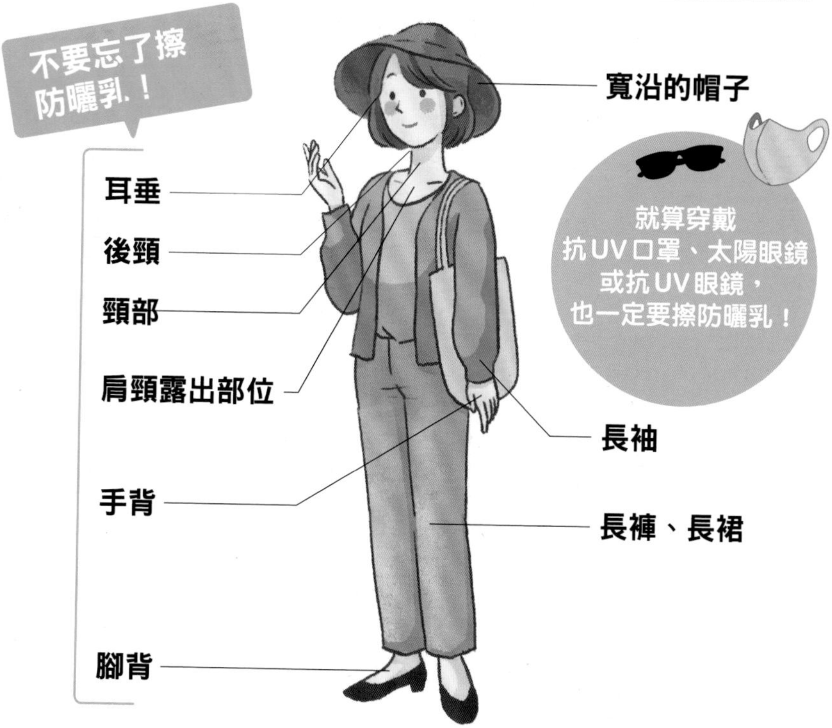

各種場合的防曬乳挑選法

條件	SPF	PA
日常生活	5	+
簡單的室外活動、兜風等	10	++
晴天下運動、海水浴等	20	+++
在熱帶地區從事室外活動	30以上	+++

來源：日本皮膚科學會　皮膚科Q & A 防曬。

56 壓力還可能影響皮膚健康！

壓力會造成肌膚問題的惡化

過勞或看似微不足道的小壓力，日積月累後就常會讓身體出現搔癢感。

人在受到壓力後，腦底部的下視丘會產生反應，使腎上腺分泌皮質醇、腎上腺素及去甲基腎上腺素等壓力荷爾蒙。這些荷爾蒙會讓心跳加速、血壓上升、食慾低下。對皮膚也會造成影響，一旦壓力長期過大，荷爾蒙的分泌量不斷增加，便會導致皮膚的新陳代謝紊亂、保護功能下降。

此外，腎上腺素會增加IgE抗體，並刺激肥大細胞釋放引起搔癢、發炎的組織胺。

若因為壓力而感到煩躁不堪，就可能被搔抓行為、想要撓抓皮膚的衝動給沖昏頭。搔抓行為不是因為特定部位出現搔癢感而想要抓，而是藉由搔抓行為來使自己感到放心，以紓解壓力或煩躁不堪的心情。然而，這麼做反而會傷害皮膚，進一步誘發更強烈的搔癢感，再次因為焦躁而搔抓，形成無法停止的惡性循環。**想要從這種搔癢地獄逃脫，就必須盡可能地遠離壓力。**

因為壓力想撓抓皮膚的搔抓行為

財務不安
自立焦慮
人際關係
念書
工作
育兒

壓力
抓癢
感到放鬆、心情變好
皮膚受傷
變癢

異位性皮膚炎惡化的惡性循環

這是許多因為搔癢而難以入眠的異位性皮膚炎患者常發生的情況。**「不小心在清晨醒來」可能是處於憂鬱狀態的徵兆**，這時還請諮詢主治醫師吧！

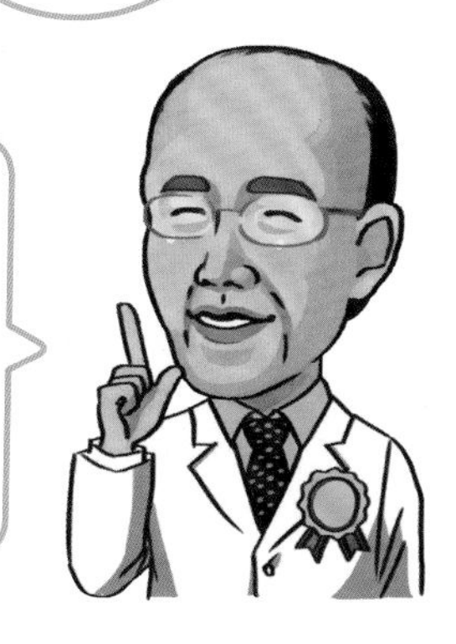

皮膚病專家告訴你！應對壓力最好的方法

不同的觀點能改變壓力強度

如同前頁所說的，過大的壓力對肌膚並不好，話雖如此，但我們也不可能排除所有的壓力來源。

因此，最好先了解並學習**即使有壓力也能適時紓解，將壓力對身心的影響降至最低的能力＝抗壓性**。抗壓性強的人會具備左頁所描述的幾種特徵。此外，值得信賴且隨時能商量的醫師，或是家人、朋友都是減輕壓力的關鍵。紓解壓力最重要的Rest（休養）、Recreation（娛樂）、Relaxation（放鬆）3R，也是生活中必不可少的要素。

我們往往只看到壓力的負面影響，但壓力其實也有好的一面。目前已知如果人處在毫無壓力的狀態下，不僅體溫調節能力會下降，也容易受暗示而動搖，開始看到幻覺或是產生妄想。**當感到皮膚癢時，即便只是自覺地想到「是不是有什麼事情造成壓力？」就能減輕焦慮**。請大家培養妥善調適壓力的能力，度過皮膚不癢的舒適人生吧。

加強抗壓性的6大要素

感知能力	越是不在乎壓力，受到的影響就越低。遲鈍的另一面意義就是能提升人的抗壓性。
迴避能力	在別人的指使下也不太在意的人，對於他人任意妄為的指令通常也不會產生太大的壓力。
基本處理能力	排除或削弱壓力的能力。
轉換能力	將壓力視作跳板，轉成動力的能力。
經驗	指承受壓力的經驗。不過經驗值有時候對自身有利，有時候卻反而會減弱抗壓性。
容量	承受多大壓力的能力。容量越大的抗壓性就越強。

相反地，容易累積壓力的人有以下幾個特性：①不服輸 ②拚命努力 ③過度競爭 ④責任感強 ⑤急性子 ⑥容易煩躁。

如何選擇值得信任的皮膚科醫師

- 能幫患者妥善治療疾病
- 可以回應患者的不安及恐懼
- 鼓勵患者，與患者的心情產生共鳴
- 即使治療不順利也不會將過錯推給患者
- 不只是開藥，也會謹慎為患者看診，並細心聆聽患者所說的話。
- 不會一次丟出太多資訊，能讓患者好好吸收、理解。
- 不會羅列專業術語，而是說得淺顯易懂。

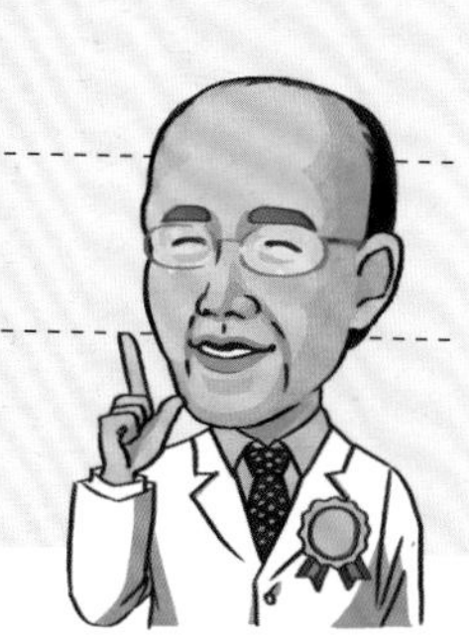

Staff
編輯協力　ゲンキのモト編集室（赤坂野恵・伊藤美賀子）
內文設計・DTP　ファンタグラフ
內文插畫　安達美樹／イラスト AC
內文照片　©iStock ／ PIXTA ／ photoAC

ZUKAI DE KAIKETSU! GANKO NA KAYUMI MO ATOPI MO 1PUN HADAKATSU DE KANARAZU YOKUNARU by Masahiko Toyoda
Copyright © Masahiko Toyoda, 2021
All rights reserved
Original Japanese edition published by Mikasa-Shobo Publishers Co., Ltd.
This Complex Chinese language edition is published by arrangement with Mikasa-Shobo Publishers Co, Ltd., Tokyo in care of Tuttle-Mori Agency, Inc., Tokyo, through LEE's Literary Agency, Taipei.

透過1分鐘「肌活」，輕鬆改善皮膚搔癢及異位性皮膚炎

出　　版／楓葉社文化事業有限公司
地　　址／新北市板橋區信義路163巷3號10樓
郵 政 劃 撥／19907596 楓書坊文化出版社
網　　址／www.maplebook.com.tw
電　　話／02-2957-6096
傳　　真／02-2957-6435
作　　者／豐田雅彥
翻　　譯／林農凱
責 任 編 輯／王綺、陳鴻銘
內 文 排 版／謝政龍
港 澳 經 銷／泛華發行代理有限公司
定　　價／320元
初 版 日 期／2023年6月

國家圖書館出版品預行編目資料

透過1分鐘「肌活」，輕鬆改善皮膚搔癢及異位性皮膚炎 / 豐田雅彥作；林農凱譯. -- 初版. -- 新北市：楓葉社文化事業有限公司, 2023.06　面；　公分

ISBN 978-986-370-552-9（平裝）

1. 皮膚炎 2. 健康法

415.71　　112006417